SYSTÈME

MÉCANIQUE

DES FONCTIONS NERVEUSES.

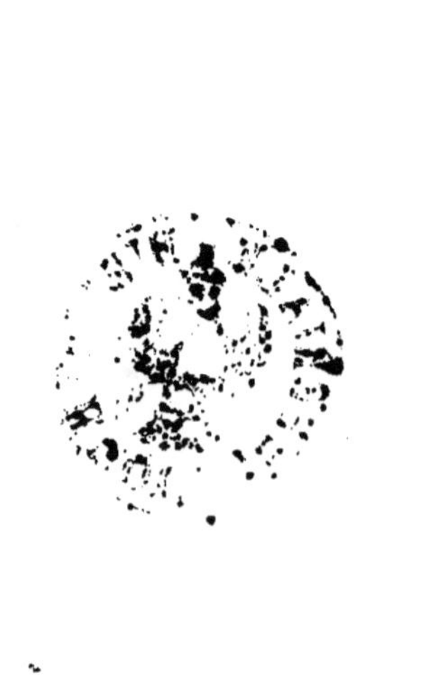

SYSTÈME MÉCANIQUE

DES FONCTIONS NERVEUSES;

Par A. ADAMUCCI,

DOCTEUR EN MÉDECINE ET EN CHIRURGIE
DU COLLÉGE DE NAPLES.

PREMIÈRE PARTIE.

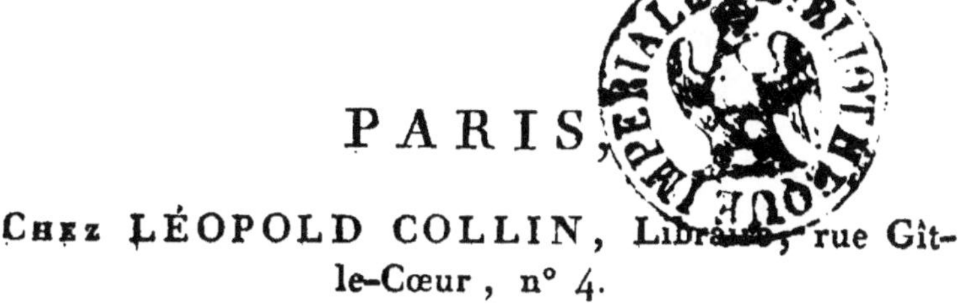

PARIS,

CHEZ LÉOPOLD COLLIN, Libraire, rue Gît-
le-Cœur, n° 4.

1808.

AVERTISSEMENT.

On a trop isolé la Métaphysique de la Physiologie, et la Morale de la Médecine. A la vérité, ces branches de nos connaissances sont trop étendues, nos moyens de connaître trop bornés, et la vie trop courte pour qu'on les embrasse toutes ; mais pour en cultiver une avec succès, il est cependant nécessaire de connaître les rapports qu'elle a avec les autres, puisqu'elles s'éclairent mutuellement, et se tiènent à un tel point, qu'elles forment ensemble la science de la vie humaine, envisagée sous ses différentes manières d'être ; manières qui toutes arrivent en vertu

I.
a

du principe vital et des causes qui l'animent.

La physiologie est la science des phénomènes de la vie animale, considérée dans l'état de santé. La connaissance anatomique est nécessaire pour bien entendre le mécanisme des fonctions; mais il n'est pas moins nécessaire pour cela de savoir quelles sont ou peuvent être les propriétés du principe et les lois d'après lesquelles il anime les organes; or, c'est là l'objet de la métaphysique, si on en soustrait ce qu'on ne peut concevoir sans fiction. Effectivement le phénomène de la pensée, étonnant, sans doute, mais pas plus que ceux de la digestion, de la génération, etc., reconnaît les mêmes lois que les autres; et leurs différences ne sont que celles qui résultent des facultés particulières des organes et de leurs causes.

La médecine est la science des variations de l'état de santé ; elle comprend
la connaissance des signes de ces variations, de leurs causes et des organes où
elles agissent ; elle prescrit en outre les
moyens et les règles d'après lesquels
l'art ramène la vie à l'état de santé. On
voit de là combien les connaissances
physiologiques, et par conséquent les
métaphysiques sont nécessaires au médecin.

La morale est la science des sentiments et des actions de l'homme, envi-
sagés sous le rapport du bien et du mal
qu'on appèle moral, pour le distinguer
du bien et du mal physique, qui sont du
ressort spécial de la médecine. Les idées
abstraites de bien et de mal, nécessaires
pour connaître des bonnes et des mau-
vaises actions, n'ont point une existence

différente de celle de nos autres idées abstraïtes. Mais une idée abstraite, quand elle est générale et ne se réduit pas au mot, est dans l'organe de la pensée une idée totale qui s'étend plus ou moins aux idées particulières dont elle a été abstraite, ou dans lesquelles elle a été apperçue ; elle en est une représentation confuse et générale ; et quand elle n'est pas généralisée, c'est une composante d'une idée particulière ; dans le cerveau l'idée présente est alors une composée, quoique par l'énonciation on ne manifeste que la perception de la seule composante. De plus, l'homme ne connaît de bien et de mal que ce qui a certains rapports à un certain mode de son existence. Il est indispensable pour le moraliste d'appercevoir exactement et distinctement ces rapports ; et il ne le peut sans avoir une notion de ce qui concourt à former ce mode d'existence, sans avoir par conséquent une idée, du moins superficielle, des lois de l'économie animale. A plus forte raison doit-il connaître ces lois pour pouvoir former un système qui dirige les sentiments et les actions, s'il veut qu'il soit fondé sur une base solide, la nature humaine.

Le physique et le moral qu'on a distingués dans l'homme, sont l'un et l'autre sujets à des maladies. Ces maladies sont les désordres qui arrivent à ces deux systèmes de fonctions, par suite soit d'affections des systèmes d'organes qui les exercent, soit de causes étrangères à la nature et à l'ordre de ces fonctions. D'où il suit que le moral n'est qu'un certain genre de faits physiologiques, je

veux dire de fonctions qu'exerce le sys‑
tème nerveux. Il y a plus, ce système
est étroitement lié aux autres systèmes
d'organes ; en vertu de cette liaison, les
fonctions de tous sont puissamment mo‑
difiées les unes par les autres ; et pour
bien entendre le mécanisme des fonc‑
tions morales, il est utile au philosophe
d'avoir une idée, non seulement des
autres fonctions, mais encore des altéra‑
tions que les unes et les autres éprouvent
dans les cas extraordinaires. Ainsi la
connaissance du physique est nécessaire
au moraliste ; la connaissance du moral
l'est au médecin, principalement à celui
qui pratique dans les grandes villes.

Il n'y a qu'à penser à la foule de maux
moraux qui rendent la vie désagréable,
et aux maux physiques auxquels sou‑
vent les moraux donnent lieu, pour

sentir combien il est important de s'en préserver, et pour sentir en même temps que cet objet fait la partie morale de l'hygiène qui, sans elle, serait incomplète. Il est plus humain de diminuer le nombre des maux quels qu'ils soient, d'empêcher qu'ils n'arrivent, que de donner des soins pour les guérir ; et on y réussit, en préservant le plus possible et les systèmes et les individus de l'influence des causes.

Ainsi la connaissance du mécanisme des fonctions nerveuses, indispensable pour le traitement des maladies morales et des maladies physiques qui en dépendent, est d'une grande importance dans l'hygiène ; cette partie est plus que la médecine à la portée de tous ceux qui aiment à se conserver, et est utile à l'humanité et à l'intérêt public, car les malades souffrent, payent et ne peuvent par leur travail contribuer au bien de la société.

Dans les temps d'ignorance, le prêtre exerçait la médecine ; dans les temps qui suivirent cette époque, il s'empara du moral et ne laissa que le physique au médecin. En partageant ainsi la science de l'homme, on s'opposait à ses progrès ; et par une sorte de prohibition qu'on faisait au médecin de s'occuper du moral, on le privait de notions tellement nécessaires que, sans elles, les connaissances médicales sont incomplètes, et en outre insuffisantes pour expliquer le mécanisme des fonctions physiques. Il importe de se persuader de cette vérité ; c'est que l'homme aux yeux du théologien n'est point un être naturel ; et pour peu qu'on réfléchisse on

sentira que le système religieux est
ébranlé dès qu'on sort de la révélation.
Le médecin au contraire ne doit voir
l'homme que comme un être tout ma-
tériel ; autrement ses connaissances seraient inexactes, et il ne pourrait inspirer
qu'une confiance fort médiocre. Que
de l'homme tel qu'il l'est, on retranche
ce qu'on appèle moral, il ne serait plus
l'homme, il ne serait pas même une
brute ; il végéterait, et l'art du médecin serait au dessous de l'art du vé-
térinaire. D'ailleurs le théologien a trop
d'esprit pour ne pas sentir que son caractère ne le préserve point de maladies ;
qu'il peut devenir sujet de la médecine,
et qu'il lui importe que le médecin soit
éclairé.

Ainsi, nous laisserons de côté toutes
les idées qui ont rapport à une autre

vie ; mais, disons-le sans crainte d'erreur, tous les phénomènes de la vie animale sont du ressort de la médecine, ou
plus en général de la philosophie. Il y
a plus encore ; c'est que le physiologiste,
en attribuant entièrement à l'âme sensitive les variations qui arrivent de sa
part dans les phénomènes de la vie,
donne plus de poids à l'immatérialité
de l'autre âme qui doit être inaltérable,
et est en cela bien d'accord avec la doc-
trine du théologien qui reconnaît l'existence des deux âmes bien distinctes. J'ai
cru nécessaire d'insister sur cette distinction, et d'avertir que, dans ce système, il ne sera question que de l'âme
physique, afin d'ôter tout scrupule, et
d'éviter les disputes ou les fausses inter-
prétations. La conclusion de tout ceci
est très-claire et ne peut, sans mauvaise

foi, être mal interprétée; c'est que les idées d'existence de l'âme immatérielle et d'une autre vie ne sont point du ressort du médecin; qu'elles sont tout à fait étrangères à son système et doivent absolument y être regardées comme nulles.

Il est de fait que les fonctions nerveuses sont sujètes à variation. De là on peut déduire que la faculté en vertu de laquelle elles s'exécutent, ou l'être quel qu'il soit qui possède cette faculté est susceptible de changement, qu'il a par conséquent une quantité variable; et puisque les fonctions qu'il exerce peuvent augmenter d'intensité, diminuer et s'éteindre, il peut et doit lui-même augmenter, diminuer et s'anéantir. Ces fonctions sont des mouvements; la faculté organique du système résulte de sa structure, comme celle de tous les autres organes; et dans celui-là, comme dans ceux-ci, cette faculté n'entre en activité qu'en vertu du principe nerveux et de causes qui l'animent. Ces causes peuvent se combiner ou non dans leur action, et le mouvement nerveux qui en résulte a une certaine quantité et une certaine durée; et comme pour mettre en activité la faculté organique qui est elle-même variable, le principe nerveux et ces causes peuvent y coopérer à des proportions différentes, on conçoit que la vitesse ou vivacité des mouvements est à la fois relative à la mobilité des solides, et à la quantité et du principe nerveux et des causes. Il est en outre à remarquer que le système a un foyer principal; qu'il a de l'étendue, et que par ses divisions et subdi-

visions il se distribue dans tous les organes ; ainsi, si les mouvements excités
dans un ou plusieurs points se font ressentir dans un ou plusieurs autres
points, nul doute qu'ils s'exécutent
suivant certaines directions. D'où l'on
voit que les fonctions nerveuses peuvent et doivent même s'envisager sous
un rapport mécanique ; et le but que
je me suis proposé dans ce système,
a été de les ramener toutes à des lois
mécaniques.

Je ne connais point d'auteur qui ait
traité ce sujet sous un rapport semblable ; et d'un autre côté je suis bien
convaincu que l'explication mécanique
est la plus naturelle et la plus favorable
à l'intelligence des phénomènes ; d'ailleurs si par elle on ne faisait que ramener
la métaphysique au rang qu'elle doit

occuper parmi les sciences physiques, ce ne serait pas, à mon avis, une chose indifférente. Des circonstances particulières ont retardé pendant bien long-temps la publication de ce système; j'avoue qu'avant que j'eusse eu connaissance des nouvelles productions qu'on a vu paraître sur l'analyse des fonctions animales et des opérations intellectuelles, je reconnaissais dans mon système un caractère de plus de nouveauté; et personne plus que moi ne doit regretter de les avoir connues trop tard.

C'est avec la plus vive satisfaction que j'ai lu les ouvrages de MM. Cabanis et de Tracy, et en dernier lieu celui de Darwin; car le peu de confiance que j'ai toujours eu dans mes faibles moyens, me faisait vivement sentir le besoin de

m'assurer de la manière dont j'avais envisagé un sujet éminemment important,
difficile et délicat. Il me semble que l'explication mécanique trouve dans ces ouvrages, célèbres à juste titre, de grands
points d'appui. J'ai depuis ce moment-
là ajouté quelques notes, et substitué au
mot métaphysique celui d'idéologie, que
M. de Tracy a donné à la science de la
pensée ; mais, faute de connaître tous
les ouvrages qui ont été publiés sur
cette matière, je me vois forcé de laisser
au public le soin de rendre à leurs
auteurs la justice qui leur est due.
J'ajoute, pour dernier avertissement,
que c'est uniquement pour la jeunesse
que j'ai écrit.

Les Français, par cette politesse qui
leur est particulière, s'abstiènent de
juger avec beaucoup de sévérité les

productions des étrangers; je sens que j'ai plus que personne besoin de leur indulgence; je la réclame avec force et avec confiance sur le fond et sur le style.

SYSTÈME MÉCANIQUE DES FONCTIONS NERVEUSES.

SECTION Ire.

DES SENSATIONS ET DE LEURS PROPRIÉTÉS.

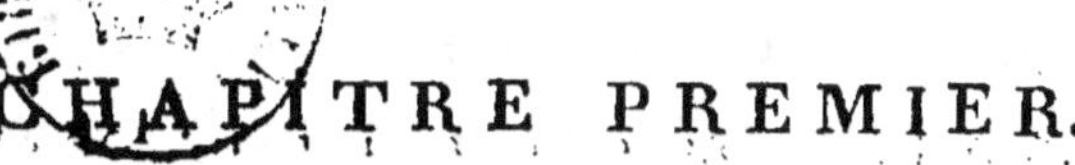

CHAPITRE PREMIER.

De la faculté du Système nerveux en général.

1. La connaissance des propriétés du corps animal, qu'on acquiert par l'anatomie, est d'une nécessité préalable pour pouvoir se former des idées nettes des autres propriétés qui sont du ressort de la physiologie. Mais, parmi ces dernières, il y en a qui sont d'elles-mêmes plus difficiles à saisir ; et on conçoit que les notions physiologiques, strictement dites, doivent précéder l'étude de la métaphysique, si

l'on veut procéder avec ordre et aider l'intelligence dans la formation de ces idées. On en sent la nécessité, pour peu qu'on observe que l'organe de la pensée acquiert les idées des unes par l'application immédiate des organes des sens aux objets ; et qu'il se forme les idées des autres, en partie par le même moyen, en partie en s'appliquant lui-même aux idées acquises, à l'aide des instruments au moyen desquels il les a reçues, et pour les compléter en rapportant les idées de fonctions aux organes propres et aux idées qu'il tire des autres sciences.

La science idéologique est une partie de la physiologie, puisqu'elle a pour objet une classe de fonctions animales ; et pour se former une idée plus juste des fonctions, il faut avoir une idée, du moins superficielle des organes qui les exécutent. En effet, la pensée est un phénomène, une fonction de la vie animale ; il doit donc y avoir un système d'organes spécialement propre à exercer cette fonction, comme il y a un système d'organes pour la digestion, un autre pour la circulation, etc.: et c'est le système nerveux. Comme ce système exerce de l'influence sur tous les autres, et en est à son tour influencé, il s'ensuit que la pensée doit être considérée dans les organes qui lui sont particuliers, et relativement aux fonctions des autres organes.

On voit donc que l'analyse de la pensée, ou l'idéologie, fait essentiellement partie de la physiologie, et qu'elle doit suivre avec elle les divers mouvements qui s'exécutent, les propriétés de ces mouvements et les puissances qui les déterminent ou tendent à les déterminer, conformément à la structure, à la situation, à la direction et à la distribution du système nerveux dans le corps humain. Ce qui fait voir que l'objet de la métaphysique est plus du ressort du médecin que du moine, et qu'avant qu'elle eût franchi le seuil du cloître, elle ne pouvait être que ce qu'elle était.

2. Il ne doit pas sembler étrange que je me permette de considérer les fonctions du système nerveux sous un rapport mécanique, puisque l'on emploie communément le mot mécanisme, pour désigner la manière suivant laquelle les causes agissent et les effets s'exécutent dans les organes. Or, si l'on convient qu'il n'y a pour nous dans la nature que matière et mouvement; que les diverses fonctions du corps animal ne sont que des espèces de

mouvement, propres à l'organisation de ses parties constitutives ; que ces fonctions sont des effets déterminés par conséquent par des causes qui suivent certaines lois ; à moins que l'on ne veuille restreindre l'acception du mot *mécanique* aux mouvements qui s'opèrent dans les machines artificielles, ou qui résultent de la percussion des corps visibles, je ne vois point de raison pour refuser de croire que ces fonctions s'opèrent mécaniquement. Ainsi donc la connaissance mécanique des fonctions du système nerveux doit résulter de leur considération sous le rapport du mouvement qui lui est propre, et des causes qui le déterminent.

3. Nous prendrons la signification du verbe *animer*, pour déterminer dans un corps un mouvement ou une tendance à un mouvement ; et par son participe *animé*, nous entendrons un corps déterminé, par l'application d'une force, à un mouvement ou à une tendance à un mouvement.

4. Par *faculté*, on entend la possibilité d'agir, ou si l'on veut, l'aptitude à pouvoir agir.

5. Par le mot *animal*, on désigne tout être

dont les organes ont la faculté d'être réciproquement animés les uns par les autres, d'être animés par les objets extérieurs, et de se déterminer aux actions par lesquelles il change de position dans l'espace.

6. Un organe ne peut être animé, s'il n'a pas la possibilité de l'être, s'il n'est pas *animable*. C'est ainsi que nous dirons que tel organe externe est animable par tel objet, comme les yeux par les objets lumineux, etc. La faculté propre du système nerveux, en vertu de laquelle l'animal est animé, peut se désigner sous le nom d'*animabilité*.

7. Par *animation*, il faut entendre l'effet ou action produite dans le système nerveux par une cause ; en sorte que animer (3), c'est produire ou tendre à produire une animation quelconque.

8. D'où l'on peut entrevoir que l'âme physique ou sensitive, prise comme faculté, n'est que l'animabilité ; et prise comme substance, n'est que la substance animable du système nerveux.

9. L'homme est un animal dont le système a plus d'aptitude aux diverses animations, que

celui des 'autres animaux ; dès lors il a plus d'aptitude au mécanisme de la fonction intellective ; et cette différence spécifique, je la crois plus exacte que celle de *raisonnable*.

Cette faculté, qui lui est commune avec les autres espèces, dans des proportions différentes, est une propriété essentielle de la matière organisée qui constitue le système nerveux ; c'est par elle qu'il est apte à être animé par l'action des objets, par les animations déjà éprouvées, et par l'action des autres systèmes d'organes sur le nerveux ; c'est aussi par elle qu'il peut être déterminé à tous ses mouvements.

10. Il n'y a d'animable (6, 8) que le système nerveux ; tout autre système ou partie d'un système doit son animabilité aux nerfs qui s'y distribuent ; aussi est-elle toujours proportionnée à la quantité de leurs nerfs, soit qu'on ait égard à leur nombre, ou à leur grosseur. Il faut remarquer que, par l'expression commune de sensibilité des organes, autres que ceux qui font partie du système nerveux, on doit entendre la faculté des nerfs qui entrent dans la composition de ces organes ; c'est-à-dire, la faculté des parties du système, dis-

tinguées des autres parties , par le nom et la situation des organes ; et dans le fait , c'est des nerfs que ceux-ci reçoivent la sensibilité nécessaire à leur vie et à l'exercice de leurs fonctions.

11. L'idée de *fonctions* comprend les idées d'organes , de leurs facultés , des causes qui déterminent et entretiènent leur activité , des produits ou résultats des fonctions ; les idées, en un mot, des lois suivant lesquelles elles s'exécutent. On ne peut concevoir , ce me semble , qu'un effet, précis ou déterminé dans sa nature et dans sa quantité , puisse arriver dans le système nerveux , sans qu'il y ait une possibilité à cet effet , ou faculté dans ce système , et une cause qui le détermine ; et on ne peut concevoir une faculté dont l'exercice actuel constitue la fonction , sans un système de parties organiques auquel elle soit inhérente. En outre, une fonction est exercée d'une manière déterminée , ou suivant certaines lois qui se trouvent dans l'organisation et dans les autres circonstances nécessaires à l'exer-cice de la fonction. De toute fonction , enfin, il en résulte un produit dans l'économie ; et il est visible , je crois , que l'idée complète

des fonctions nerveuses embrasse toutes celles
ci-dessus mentionnées , dont chacune se compose d'idées plus simples.

12. Il n'y a personne qui , s'étant endormi
assis et dans une certaine posture , n'ait quelquefois éprouvé à son réveil un engourdissement dans un bras ou dans une jambe , produit
par la compression plus ou moins complète et
plus ou moins longue des nerfs qui s'y distribuent , c'est-à-dire , une privation de sensibilité dans une extrémité , et une impossibilité
de la mouvoir. Cet état se dissipant peu de
temps après la liberté de ces organes , la sensibilité et la possibilité des mouvements s'y
rétablissant par degrés , on éprouve une sorte
de fourmillement , une sensation incommode
dans cette partie , surtout si l'on essaie de la
mouvoir avant que la déperdition soufferte par
les nerfs , depuis la compression jusqu'à leurs
extrémités , ait été complètement réparée.

Chacun peut aisément et à volonté s'assurer
de ce fait , en appuyant , par exemple , la
partie interne moyenne ou supérieure de son
bras sur le dos d'une chaise , ou en comprimant assez fortement le nerf cubital entre
l'olecrane et le condyle interne de l'humérus.

Dans cet essai il faut avoir la patience de continuer la compression pendant un temps assez long pour que les nerfs soient épuisés de leur fluide.

_Pour épargner la douleur dans l'amputation de la cuisse, l'on imagina en Angleterre une machine, semblable à un tourniquet, par laquelle ou se proposait d'engourdir l'extrémité, en comprimant le nerf sciatique à sa sortie du bassin. On en fit l'essai, et ou trouva qu'il fallait appliquer cette machine une heure avant l'opération, et que cette compression causait beaucoup plus de douleur au malade que l'opération elle-même. On sait d'ailleurs que, par la ligature ou par la section d'un nerf, la partie à laquelle il se rend n'est plus sensible ; et que, si cette partie est un muscle, il ne peut plus entrer en contraction par un acte volontaire.

Indépendamment de la douleur à l'endroit comprimé, on commence d'abord par éprouver, depuis la compression jusqu'au bout des doigts, une sorte de gêne, une sensation qui devient de plus en plus douloureuse, et qui diminue ensuite graduellement jusqu'à l'insensibilité et à l'impossibilité de faire aucun mouvement, en raison du temps écoulé depuis le commencement de cette compression. Lorsque

l'engourdissement est complet, cette extrémité est inanimée. Si on ôte alors la compression, au bout de quelques instants une légère
sensation douloureuse, accompagnée d'un peu
de chaleur, se fait remarquer dans tous les
trajets des nerfs; puis des picotements, comme
s'ils étaient produits par autant d'étincelles;
et, si on remue la main, ces picotements devièent sensibles au point d'être très-doulou-
reux. Pour mettre en mouvement les muscles
de la main, le fluide reçoit du cerveau une
impulsion, par laquelle la sensation est excitée
dans ces portions de nerfs; elle l'est même par
la seule tendance à produire ce mouvement;
et les muscles, en se contractant, ne peuvent
manquer de mouvoir les nerfs et de faire subir
par là un plus grand mouvement au fluide,
indépendamment de l'action de ces muscles
sur les vaisseaux sanguins et du sang sur les
filets nerveux de ces vaisseaux.

13. De là et d'une foule d'observations, on
peut déduire, que la substance blanche du
cerveau et du cervelet, la moëlle allongée et
épinière, et la substance des nerfs contièent
un fluide, appelé fluide nerveux. Ainsi, soit
qu'on regarde la substance cendrée du cerveau

comme spécialement destinée à la fonction de sécréter ce fluide du sang qui y aborde immédiatement après avoir subi dans les poumons des changements nécessaires à cette sécrétion ; soit qu'on regarde le cerveau ou tout le système comme un condensateur de ce fluide, en même temps qu'il en est le distributeur à toutes les parties, suivant des lois données. Ce qu'il nous importe de savoir à n'en point douter, c'est que ce fluide existe, et que de la masse cérébrale et de ses dépendances il se distribue dans les nerfs, pour servir aux sensations et aux déterminations de mouvements quelconques, c'est-à-dire, à toutes les fonctions du système animal.

14. Si on regarde le sommeil comme l'état de repos du système, abstraction faite de la sécrétion du fluide, de la nutrition de ses organes, des mouvements du système sanguin, etc. on doit regarder l'état contraire, je veux dire la veille, comme son état de mouvement. Dans le fait, si les objets déterminent un changement quelconque à l'état de repos d'un organe sur lequel ils agissent, cette action des objets et ce changement dans l'organe ne peuvent avoir lieu sans une sorte de mouvement,

car tout changement qu'un corps subit actuellement par l'action d'un autre, consiste dans un mouvement quel qu'il soit (a). Dans ce système donc, comme dans tous les corps quelconques, il ne peut point y avoir d'altération, de changement, que par une espèce de mouvement.

De plus, si les changements déterminés dans l'état actuel des extrémités des nerfs dans les organes externes sont perçus par l'organe cérébral, il faut nécessairement que ces changements soient transmis ou se communiquent des organes externes à l'interne; et on ne peut concevoir de transmission, de passage, de communication quelconque, sans un mouvement quelconque. Cette communication s'effectue par la médiation des nerfs; mais leur

____

(a) A l'appui de cette vérité, je puis, je dois même rapporter un passage du philosophe Cabanis : « Toute » sensation, dit-il, ou toute impression reçue par nos » organes, ne saurait sans doute avoir lieu sans que » leurs parties éprouvent des modifications nouvelles. » Or, nous ne pouvons concevoir de modification » nouvelle sans mouvement. Quand nous sentons, il » se passe donc en nous des mouvements plus ou » moins sensibles, etc. » Voy. le § III du 2ᵉ Mémoire, pag. 101 et suiv.

épuisement, de ce qui les rend animables et aptes à déterminer les mouvements des muscles, prouve évidemment l'existence d'un fluide, par lequel les impressions sont reçues et transmises d'un organe à l'autre. C'est ainsi que l'organe interne est animé du même mouvement qu'excite l'objet dans l'organe externe. On peut d'ailleurs en tirer une preuve manifeste des variations de l'animabilité, dépendantes de celles de la quantité de fluide, et de ce que certaines parties animales ne donnent presque pas de signe de sensibilité dans leur état ordinaire, tandis que, dans un autre état, elles deviènent très-sensibles.

15. Il est bien connu que les muscles sont déterminés à se contracter par l'influence nerveuse, et qu'on éprouve une sensation douloureuse lorsque leurs nerfs sont animés, ou agacés par une cause irritante. On peut en déduire, que les animations consistent dans des mouvements du fluide, et que les nerfs qui servent à la détermination des mouvements auraient servi aux animations, s'ils se dirigeaient et se distribuaient dans des organes exposés à l'action des objets. Dans ces deux sortes de mouvement, la direction, la quantité du mou-

(14)

vement et la durée sont différentes ; car , dans
les sensations il se meut , dans le premier
instant, des organes externes le long des nerfs
vers le cerveau ; et dans les mouvements volontaires du cerveau il se meut vers les muscles. A cette différence il faut ajouter celles
qui résultent des causes qui, dans les divers
organes, peuvent l'animer ; de la quantité diverse et de fluide et de substance blanche dans
les nerfs sensitifs et dans les moteurs ; de leur
terminaison dans les organes, etc.

16. L'animation est un effet (7), et ne peut
par conséquent se concevoir sans un changement produit par l'action d'un objet ; car le
fluide nerveux ne pourrait pas autrement être
animé ; il serait animable, c'est-à-dire, il aurait la possibilité d'être animé, mais il ne le
serait pas actuellement de la même manière
et par la même raison qu'un mobile aurait la
possibilité d'être mu , et ne serait pourtant
pas en mouvement, faute d'application d'une
force.

D'où il résulte qu'à la formation des animations, la substance animale doit nécessairement
concourir avec l'action des causes appropriées ;
c'est dans ce concours qu'on trouve la première
loi des animations.

17. Si un individu est vivement animé par la force attractive ou attrayante d'un objet, par la beauté d'une femme, par exemple, dont il croit pouvoir jouir, il faut quelque force pour le faire renoncer au plaisir qui l'entraîne. Si un autre individu a conçu de l'aversion pour quelque chose, à l'occasion des mauvais effets qu'il en a éprouvés ; par exemple, s'il a mâché du tabac qui lui a causé du malaise ou le vomissement ; si on veut lui en faire mâcher de nouveau, il se refuse et résiste à la force engageante. Or, la force qu'il faut employer pour empêcher le premier de courir au plaisir, et pour déterminer le second à faire ce qui lui répugne, annonce chez tous les deux de la résistance. Cette résistance nous marque, chez l'un, la force qui l'anime au plaisir, ou son effet ; et, chez l'autre, la force qui le détermine à éviter la peine, ou l'effet de cette force, et ainsi de tout.

Le système animable est donc soumis à l'action des forces, capables de l'animer ; et il est par ces forces déterminé à l'exercice de ses fonctions. D'où il suit que les fonctions de ce système sont mécaniques (2), et qu'un traité de métaphysique ne peut être qu'un traité des fonctions qui concernent les opérations de l'intelligence et les déterminations de la volonté, toutes dépendantes de son animabilité et des causes qui les déterminent (16).

18. La faculté ou propriété essentielle du système nerveux, considérée comme appartenante à son fluide, peut se distinguer en celle qu'il a d'être animé par des causes quelconques, et en celle d'animer les parties solides quelconques. La classe des phénomènes qui sont du ressort du physiologiste, et la classe de tous ceux qui font plus particulièrement l'objet de l'idéologiste, arrivent en vertu de cette double propriété. Il faut pourtant observer que le système ne peut entrer en activité sans que le fluide exerce l'une et l'autre propriété ; et que cette distinction, qui porte sur les effets qui en résultent, n'est bonne que pour faciliter l'exposition des phénomènes et de leur mécanisme. C'est là le principe par lequel on vit, on pense et on agit ; et toute la métaphysique repose sur ce principe qui n'est lui-même qu'un principe mécanique.

On sait en effet qu'on est animé par la vue ou par l'odeur des aliments, et que cette animation détermine une sécrétion plus abondante de salive; que le visage devient rouge chez celui qui est animé par une cause honteuse, et devient pâle chez celui qui est effrayé; que le mouvement du sang est accéléré dans la colère, par le mouvement du fluide nerveux, etc.; et que les impressions qu'on éprouve des objets extérieurs, ne sont que les mouvements qu'ils impriment au fluide; plus, les mouvements que ce fluide mu excite dans les organes.

D'où l'on voit que toutes les fonctions du système peuvent être envisagées sous le double rapport et des causes qui les excitent, et des effets qu'elles peuvent déterminer dans le corps animal; et que l'exercice de ses fonctions nous démontre sa faculté d'être animé par des causes quelconques, et d'animer les autres organes.

19. Maintenant, si l'on fait attention à ce qui a été observé plus haut (12), on conçoit que l'engourdissement d'un membre peut arriver, ou par suite de la compression des nerfs, ou par celle des vaisseaux sanguins, et plus promptement encore par la compression simultanée des uns et des autres. Car toute animation est le résultat du concours de l'anima-

bilité et d'une cause (16); par conséquent,
l'animabilité étant la propriété du fluide nerveux, et par la compression les nerfs étant,
au bout de quelque temps, épuisés de leur
fluide, l'engourdissement est une suite nécessaire de cette seule compression. Par la même
raison, le sang qui circule dans les vaisseaux
d'un membre, est la cause qui concourt avec
le fluide nerveux à produire cette animation,
ou si l'on veut, l'effet qui constitue la vie de
ce membre : ainsi, lorsque l'action de cette
cause est suspendue par la compression des
vaisseaux, l'effet doit l'être également. L'engourdissement peut donc être occasionné par
la seule compression des vaisseaux sanguins;
à quoi il faut joindre la tendance du fluide
nerveux à se porter vers les parties du système
où les forces agissent, et de cesser par conséquent d'affluer vers les parties où il n'est plus
animé. Il est donc évident que la sensation de
chaleur et les picotements qu'on éprouve après
qu'on a rendu aux nerfs leur liberté et sans qu'on
ait même voulu faire aucun mouvement (12),
sont produits sur les filets nerveux des artères,
par le sang qui, par comparaison aux phénomènes électriques, fait fonction d'excitateur.
Dans l'état ordinaire, cette impression est

moins vive ; elle est uniforme dans toutes les parties du système sanguin , et n'est pas apperçue : c'est d'ailleurs le propre de toute modification habituelle.

Il est à remarquer que , pour ne pas attribuer à un système d'organes ce qui appartient à un autre système, et en déduire des conséquences peu justes , il est nécessaire de distinguer l'animabilité de l'animation. Les animations ou fonctions quelconques arrivent toutes en vertu de la même loi. Dans les sensations externes , il est aisé de reconnaître, d'un côté, que la sensibilité est dans les organes, mais qu'elle leur vient des nerfs ; ce sont ces nerfs qui, à la rigueur, sont les organes des sensations ; et de l'autre côté , que les objets ne font qu'animer ces nerfs ; et pour cet effet, il faut qu'ils agissent sous les conditions connues. On voit que l'âme est la propriété exclusive des nerfs, et par eux des organes des sens ; mais que dans l'animation, la propriété excitante est dans les objets : ainsi, en appliquant ces idées aux propriétés des deux grands systèmes de l'économie animale , on apperçoit que la vie , ou résultat de l'action réciproque de ces deux systèmes , arrive de la même manière que les sensations externes ; en sorte que la vie d'un organe est l'effet de la sensibilité qu'il tire de ses nerfs, et du sang artériel qui en est la cause excitante. Mais, pour que le sang ait cette propriété, il faut qu'il soit oxigéné ; d'où il suit que, quand il ne l'est point, il n'a plus la propriété excitante, et l'effet doit en conséquence cesser d'être ; il est clair qu'il arrive alors, de la part du sang à l'égard de la vie d'un organe, la même chose que de la part des substances qui ont entièrement perdu leur qualité odorante à l'égard de la sensation dans l'odorat. Ainsi donc les liqueurs animales portent la sensation dans les organes où elles agissent, comme la lumière porte la sensation à l'œil, les ondulations de l'air atmosphérique à l'oreille, les qualités de saveur au palais, etc., la sensibilité existant dans les organes, et étant dans tous la propriété des nerfs desquels il la reçoivent.

20. Le système nerveux n'est donc actif que parce qu'il est animé ; il est donc passif à l'égard des causes qui déterminent les animations, et actif relativement aux effets qui résultent de la puissance de ces animations. Et, sous ce point de vue, le système n'est pas autrement actif que les puissances qui l'ani-

ment ; aussi son activité est considérée, dans le cours de cet essai, comme celle qu'acquiert un corps par l'application d'une force, parce qu'il peut exécuter un mouvement et agir sur d'autres corps. S'il était possible qu'on eût le moindre doute sur la vérité de cette assertion, pour le dissiper il suffirait de considérer que l'animabilité est la propriété essentielle du système ; que les animations arrivent en vertu de la loi (16), et que conséquemment elles sont nécessaires.

21. Il est donc visible que toute animation suppose nécessairement l'animabilité dans le système (6, 7), et les causes qui l'excitent (16), comme tout mouvement suppose la mobilité dans le mobile, et des forces qui le déterminent. L'animabilité et la mobilité, sans forces, ne peuvent entrer en action ; ce sont des facultés par lesquelles les êtres qui en sont doués, sont susceptibles d'effets déterminés ; et ce n'est que par les caractères connus de ces effets, et par leur différence que l'on reconnaît et qu'on distingue les facultés.

Il est bon d'observer que l'animabilité diffère de la mobilité en ce que les éléments d'un mobile jouissent de la mobilité, étant séparés

les uns des autres, et que les éléments du système nerveux ou d'une de ses parties, ne
jouissent de l'animabilité qu'autant qu'i ls sont
combinés dans cet organe. La raison de cette
différence consiste en ce que la mobilité est
une propriété générale de la matière, tandis
que l'animabilité est une propriété de la matière organisée, résultante de cette organisation, et ne peut exister chez un individu,
qu'autant que les molécules intégrantes de la
substance blanche sont unies sous telle condition et tel rapport, et qu'autant que ce système
contient de son fluide. Ce fluide même supposé qu'il pût exister hors du système, et,
d'un autre côté, que le système pût exister
sans fluide, nous ne pourrions pas concevoir
qu'ils eussent la même possibilité aux mêmes
phénomènes, pas même si ce système avec
son fluide était pendant quelque temps isolé
des autres qui, tous ensemble, composent le
corps animal. Qu'on coupe, par exemple,
un nerf; ce nerf ou la partie où il se distribue,
ne jouit pas long-temps de l'animabilité; je
dis pas long-temps, parce que la portion de
nerf au dessous de la section, n'est pas immédiatement privée de fluide; on ne peut pas
avoir de signe de sensibilité, mais bien de

mouvement des muscles où il va se terminer, et ce mouvement annonce encore sa présence et sa faculté.

22. La quantité de fluide varie dans le système, dans des temps différents, selon qu'il a été plus ou moins énergiquement ou plus ou moins long-temps animé, et selon qu'il a plus ou moins animé les autres organes. En effet, les déperditions de fluide sont occasionnées par l'exercice des fonctions de tous les organes, et l'organe cérébral n'en peut sécréter qu'une quantité déterminée dans un temps donné, indépendamment des causes qui peuvent augmenter ou diminuer cette sécrétion. Il est de fait que, dans l'action du corps, il y a une quantité de ce fluide de consommée, suivant l'intensité ou la continuité de son action, car la contraction des muscles ne peut s'effectuer sans l'influence nerveuse ; c'est pour cela qu'après les travaux de la journée l'on se trouve fatigué et l'on a besoin de repos. Cette consommation, encore plus sensible dans les mouvements convulsifs, est bien marquée par la lassitude, l'engourdissement, ou par le profond sommeil qui leur succèdent. L'exercice de la faculté intellective exige également une

certaine quantité de ce fluide dont la quantité totale s'affaiblit à proportion de la longueur ou de l'intensité de cet exercice. La fatigue qu'on éprouve notamment à la tête, je veux dire dans le cerveau et les nerfs des organes où les mouvements s'exécutent, dans la méditation, annonce un certain épuisement à cause de la longue ou forte occupation de l'esprit. Celui qui est adonné aux travaux du corps ne peut pas en même temps soutenir les travaux d'esprit, et réciproquement : d'où l'on peut conclure que la quantité du fluide nerveux est déterminée ou limitée dans le système de chaque individu, et qu'elle s'use dans l'exercice tant du corps que de l'esprit.

En second lieu, si la quantité de fluide sécrétée n'est pas usée en proportion dans les mouvements quelconques, après quelque temps elle doit se trouver accrue dans le système. C'est pour cela que celui qui se livre aux travaux d'esprit peut soutenir son travail avec moins de peine et plus long-temps, après quelque temps de repos, que celui qui continue son travail depuis un certain temps sans interruption ; et qu'en général la puissance à exercer des mouvements quelconques est plus grande après un sommeil suffisant, qu'après des veilles. Le dégoût et l'ennui, à la suite du plaisir qu'excitent les objets, sont souvent la preuve que ces objets ne produisent plus la même quantité d'animation, faute de la même quantité animable; et ce changement de quantité faisant varier l'état de l'individu, le rapport de ces objets avec son état, qui existait au commencement de leur action, n'est plus le même après quelque temps qu'ils ont agi. Cette différence s'observe aussi dans les différents âges, et toujours en raison du temps et de la quantité d'action des objets ou des mouvements qu'ils ont déterminés.

L'organe cérébral ne pouvant, dans un temps limité, sécréter qu'une certaine quantité de ce fluide, et les diverses causes ou les divers mouvements pouvant en consommer plus ou moins dans le même temps; s'ils en consomment trop en trop peu de temps, sa quantité devient très-faible, et l'épuisement prématuré résulte de la grande dépense de ce fluide faite dans un temps très-court, et de la fatigue de l'organe ou de l'affaiblissement de son pouvoir à la sécrétion; s'ils en usent peu, sa quantité doit s'y trouver accrue.

Il résulte donc que, dans chaque système, le fluide animable a une quantité déterminée et variable par la quantité dépensée dans les différents mouvements, et par la quantité de sécrétion : cette dernière est subordonnée aux variations que peuvent subir les autres fonctions.

CHAPITRE II.

Des Sensations.

23. ON sait que la sensation se forme et s'exécute dans le système nerveux. Elle a lieu en vertu de la double propriété du fluide, d'être animé et d'animer les parties solides ; et elle consiste dans le mouvement du fluide et de la substance nerveuse.

24. La substance cérébrale se prolonge et se ramifie dans tous les points du corps, et jouit partout de la même propriété tant qu'elle contient de son fluide. De là on conçoit qu'en vertu de la loi ce fluide doit être animé dans tous les points où les causes sont appliquées ; qu'il doit animer toutes les parties avec lesquelles il est mis en contact, et que l'animation, occasionnée dans un point, peut se pro-

pager plus ou moins dans le système. Maintenant, en envisageant le cerveau comme étant le foyer de tous les mouvements nerveux, comme les phénomènes le démontrent et comme l'inspection anatomique le confirme, il ne reste plus, dans la recherche des propriétés et des différences de ces mouvements, qu'à prendre en considération cet organe d'une part, et les extrémités nerveuses de l'autre, dont l'ensemble peut être regardé comme la base du système; cette division est fondée sur la différence de position des organes.

En divisant cette base en trois parties, dont l'une est celle qui aboutit à la superficie externe du corps, l'autre aux organes internes, et la troisième au système musculaire, on aura une seconde classification des fonctions nerveuses, appuyée sur leurs différences résultantes de celles des organes où le système commence à être animé; la sensation externe se rapporte à la première partie, la sensation interne à la seconde, et le mouvement musculaire ou la sensation qui en dépend à la troisième. On peut remarquer que l'impression causée immédiatement dans un muscle, mérite aussi bien le nom de sensation, que celle qui arrive dans un organe des sens; les nerfs des muscles sont moins exposés à ces impressions immédiates , et voilà tout.

On peut donc distinguer trois genres ou ordres d'effets occasionnés aux extrémités nerveuses, et les désigner par les mots de sensation, impression ou animation, externe, interne et musculaire, en prenant pour caractère distinctif des ordres , la terminaison du système, à la superficie du corps pour l'un , à l'intérieur pour l'autre , et au système des muscles pour le troisième ; pour celui des espèces dans chaque ordre , le point, l'organe où les causes peuvent agir ; et pour caractère des variétés dans chaque espèce , la diversité des objets qui ont rapport au même organe. On sait que la sensation interne est distinguée en autant d'espèces que d'organes ; l'interne ne peut pas l'être de même (b), puisque , excepté le mouvement des organes de la circulation , les effets des impressions internes ne sont apperçus que lorsqu'ils sortent de leur état habituel : c'est lorsque leur intensité varie en plus ou en moins d'une manière marquée

---

(b) C'est ce qui a été déjà remarqué par l'auteur des Rapports du physique et du morale de l'homme, p. 115 et 116, vol. I.

(propriété qui leur est commune avec les sensations externes), qu'on éprouve les sensations appelées besoins physiques et affections
locales des différents viscères , etc.

La sensation musculaire, rare et semblable
dans tous les muscles quand elle arrive , n'est
pas susceptible de distinction ; d'ailleurs elle
serait inutile. Le cerveau perçoit cette sensation , et la perçoit comme s'opérant dans tel
muscle ou dans telle partie , par la direction
du nerf ou du mouvement, et par la perception
de la position relative de ce muscle ou de cette
partie ; c'est ce qui est nécessaire pour la détermination volontaire de ces mouvements.

25. Les mouvements nerveux se propagent
au cerveau , et peuvent de là se réfléchir sur
les mêmes organes , animés par l'application
immédiate des causes , ou ils peuvent se communiquer d'une partie à une autre. De ce que,
dans la sensation , le mouvement se réfléchit
dans le second instant, du cerveau vers l'organe animé , on conçoit que si les causes sont
appliquées au cerveau , au lieu de l'être aux
extrémités ou base du système , ces mouvements doivent s'étendre de là vers ces extrémités. Ainsi , si ce mouvement se dirige vers

les organes externes, il en résulte des reproductions ou répétitions de sensations externes ;
s'il se dirige à l'intérieur, il en résulte des
changements dans les animations internes, et
il occasionne les mouvements des muscles s'il
se dirige vers ces organes. C'est à quoi se réduit la base de l'idéologie, et nous verrons
qu'elle dérive complètement de ces premiers
faits mécaniques.

26. Ainsi, d'après cette division, on peut
distinguer les animations par les points les organes où leurs causes les excitent, c'est-à-dire,
par les extrémités des nerfs et par le cerveau.
Ces dernières, nous les appèlerons *cérébrales*
ou *mentales*, et les autres *physiques*, faute
d'un mot propre à exprimer cette circonstance
qui les différencie des autres, laquelle consiste en ce que le mouvement commence aux
extrémités nerveuses. La distinction qui porte
sur la présence des objets et sur leur absence,
je la crois plus susceptible d'exception, et
même moins favorable à l'explication idéologique de tous les phénomènes.

27. Puisque toute animation suppose l'animabilité et un ou plusieurs objets (16), on peut
distinguer les animations physiques en simples

et en composées , désignant, par les premières ,
celles qui sont produites par une seule cause ;
et par les autres , celles qui le sont par plusieurs. Les simples et les composées peuvent
être générales , c'est lorsqu'elles s'étendent à
tout le système ; elles peuvent être partielles
ou particulières , et c'est lorsqu'elles se bor-
nent à une de ses parties.

28. Par *action* d'une force ou d'un objet ,
on dénote l'effort qu'il fait pour déterminer la
partie animable dans un organe à subir un changement quel qu'il soit.

29. Le système a une étendue déterminée ;
c'est un fait anatomique ; et puisque le fluide
est mu par l'action d'un objet , il est conséquent de croire que l'animation s'opère dans
une certaine étendue , ou dans toute l'étendue
du système. Sous le nom d'*espace* il faut entendre la capacité nerveuse dans une étendue
partielle ou totale , simple ou multiple , dans
laquelle ce fluide est conçu subir des changements quelconques.

30. De là il est aisé de voir ce qu'on doit entendre par *direction* dans les animations. Sans
doute, quand le fluide est animé, il doit l'être

suivant certaines directions qui sont marquées par celles des nerfs où il est animé. Ainsi, par exemple , si un objet visible anime l'organe oculaire, c'est-à-dire, s'il imprime du mouvement au fluide du nerf optique, ce mouvement se propage de la rétine au cerveau ; et en supposant qu'il se borne à cet organe interne, sa direction est celle du nerf optique. Ce même nerf nous marque l'espace dans lequel le fluide a été animé, ou le long duquel il a subi le changement que le corps visible a déterminé dans l'état où il se trouvait avant que ce corps agisse.

31. L'action des objets et les animations peuvent durer plus ou moins ; et comme le fluide se meut avec une extrême célérité, on sent que les instants pendant lesquels ses mouvements s'exécutent , doivent être infiniment petits. Ce temps peut fournir la raison de plusieurs différences remarquables entre certaines fonctions du système , et doit entrer en conséquence dans le calcul des animations.

32. Les changements de rapport des particules fluides entre elles et avec les différents points nerveux, et le mouvement intrinsèque de ces points pouvant s'opérer plus ou moins

promptement ; la *vivacité* des animations nous désigne des changements qui s'exécutent dans un temps donné, elle se détermine par le rapport entre l'espace et le temps, et par le changement de quantité que, pendant ce temps, le fluide éprouve dans l'animation. La vivacité est donc la célérité ou vitesse des mouvements nerveux, relative et à l'intensité des objets, et à l'animabilité, dont les degrés diffèrent ordinairement chez les individus ; en sorte que le même objet peut produire, dans deux systèmes, des animations dont la vivacité ait un degré différent.

53. Par quantité d'animation, je désigne une certaine quantité de fluide, animée avec une certaine vivacité ; ou le produit d'une quantité de fluide par la célérité que les objets lui impriment. Dans le chapitre suivant nous ferons entrer, dans la quantité d'animation, la quantité de substance blanche qui y est mue.

54. Le système nerveux, comme un mobile, persévérerait dans son état de repos ou de mouvement, s'il n'était pas déterminé par des causes quelconques à changer d'état. On peut donc le considérer comme tous les autres corps, également soumis à cette loi générale ; et pour

I.

s'en assurer, il suffit de se rappeler qu'il n'est qu'animable, et que, si de l'état de repos il passe à celui de mouvement, c'est parce qu'il y est déterminé; et s'il est incontestable qu'il ne peut pas entrer en mouvement de lui-même, une fois mu, il ne peut, par la même raison, se rétablir de lui-même dans le repos; par conséquent l'animation continuerait toujours à s'opérer, si d'autres causes ne s'y opposaient, ou ne changeaient pas cet état.

Il s'ensuit que, par abstraction, on peut supposer la possibilité des animations uniformes, comme le mouvement uniforme des mobiles; l'animation uniforme n'arriverait pas moins dans le système que le mouvement uniforme dans l'espace, si les causes connues ne faisaient varier la vitesse et la direction des mobiles; le système nerveux est bien plus exposé à ces changements que les autres corps.

En effet, les objets environnants agissent continuellement sur le système; c'est par eux qu'il est continuellement animé à l'extérieur; il l'est aussi intérieurement par l'action des organes et des liqueurs animales, et par les altérations quelconques que peuvent subir ces liqueurs et ces organes ou leur mécanisme. En outre, par l'effet des animations, et par des variations dans la sécrétion, le fluide s'affaiblit dans sa quantité (22), et peut, par d'autres causes, varier en degrés d'animabilité. A ces circonstances il faut ajouter l'état de vie du système; la tendance de son fluide à s'échapper ou à se communiquer aux parties environnantes; les puissances des animations reproduites; les résistances que les dispositions, les habitudes, les états divers du même individu en des temps différents, etc. etc., opposent à l'animation actuelle, ou contribuent à l'altérer, et l'empêchent de se continuer uniformément.

Par la même raison on peut supposer que le système s'épuise d'une manière uniforme : c'est-à-dire, que cet épuisement, par l'action des forces ou par l'effet des mouvements, arrive en raison des temps.

35. D'accord avec presque tous les physiologistes, nous avons dit qu'il n'y a d'animable que le système nerveux, et qu'il ne l'est qu'au moyen de son fluide ; car l'insensibilité et l'impossibilité de mouvoir un membre à la suite de la compression des nerfs, l'inaptitude d'un organe à la sensation à cause d'une tumeur qui comprime son nerf, etc., sont très-explicables

par le défaut de fluide dans ces nerfs, la compression empêchant que de nouvelles quantités ne viènent réparer la quantité consumée. Dans l'engourdissement on ne peut pas supposer que la substance nerveuse soit désorganisée ; elle n'est que comprimée dans un petit espace de ces nerfs : pourquoi, aussitôt le réveil, aussitôt la compression ôtée, n'est-elle pas animable et ne détermine-t-elle pas les muscles à se contracter, malgré l'acte de la volonté ?

Les muscles sont mus par l'action nerveuse ; dans la supposition que cette action soit exercée par la substance pulpeuse, pourquoi ne peut-elle pas agir avec la même aisance, après de grands mouvements ? Si elle a perdu quelque chose en agissant, c'est évidemment ce qui lui manque qui est la cause immédiate qui excite la contraction. Cette cause se reproduit après un certain temps ; or sa perte et sa reproduction prouvent qu'elle est de nature fluide. L'insensibilité d'une partie du système, lorsqu'il est puissamment animé dans une autre, démontre d'ailleurs, d'une manière évidente, que c'est par le moyen de son fluide qu'il est uniquement animable (a).

(a) Une remarque, exactement conforme à la vérité,

36. Il est incontestable que les objets occasionnent des mouvements dans le système ; or, ces mouvements sont plus marqués dans les organes où ils sontexcités : de là il suit que le fluide est plus vivement animé dans le petit espace du nerf où la cause est appliquée. Le fluide est, en effet, plus animé par une force énergique dans une partie, que par une faible simultanée dans une autre ; et l'action de la même force est plus sentie là où elle est appliquée, que dans le reste du corps, et dans cet endroit-là plus que dans les autres parties du système.

---

que je trouve consignée dans le premier Mémoire de Cabanis, § VI, p. 143, confirme ce qui est exposé ci-dessus. « Remarquons donc ici, dit-il, que la sensi-
» bilité se comporte à la manière d'un fluide, dont la
» quantité totale est déterminée, et qui, toutes les fois
» qu'il se jète en plus grande abondance dans un de
» ses canaux, diminue proportionnellement dans les
» autres. Cela devient très-sensible dans toutes les af-
» fections violentes, mais surtout dans les extases, où
» le cerveau et quelques autres organes sympathiques
» jouissent du dernier degré d'énergie et d'action ;
» tandis que la faculté de sentir et de se mouvoir,
» tandis que la vie, en un mot, semble avoir entiè-
» rement abandonné tout le reste. » Nous verrons ailleurs qu'effectivement ce phénomène s'explique par la quantité d'animation.

57. Le fluide se meut de l'organe où l'objet agit vers le cerveau, et réciproquement ; du cerveau, ce mouvement se communique à une autre partie ou à tout le système, selon la quantité et la nature des forces. En effet, si le fluide n'était animé que dans l'endroit seul où la force agit, cet effet ne serait point perçu. D'un autre côté, le fluide souffre des déperditions dans les animations ; or, dans la supposition que l'animation fût simplement partielle, il n'y aurait que la portion de ce fluide actuellement existante dans le petit espace du nerf où l'objet agit, qui serait uniquement consumée. Dans cette supposition même, il se passe un autre mouvement pour réparer la portion usée ; et en supposant que cette animation soit assez vive pour que la portion animée fût usée dans un temps donné, l'animation continuant de s'exécuter pendant un temps double, triple, etc., il faudrait nécessairement qu'elle y fût réparée une fois, deux, etc.; car, sans fluide, il n'y aurait point d'animation (16). Ainsi donc, en prenant la diminution du fluide dans les nerfs, comme l'effet de l'action des forces, et en supposant qu'elle arrive là où elles sont appliquées, le fluide devant du reste du nerf se porter vers le point

où il est usé, et cela ne pouvant s'effectuer sans que le mouvement s'étende à tout le fluide de ce nerf, il est clair que le mouvement doit se propager de l'organe externe à l'interne, et de celui-ci à celui-là, par l'effet même de cette consommation dans l'organe externe. Mais ce qui le démontre bien clairement, ce sont les quantités d'animation, qui ne différeraient que selon les forces; nous aurions des animations constantes, et jamais relatives aux quantités variables de fluide. De plus, si une grande force produit une grande animation; si les actions subites d'instinct sont déterminées sur-le-champ, il faut nécessairement croire que, dans le premier cas, une plus grande quantité ou masse fluide ait été animée, que celle existante dans l'extrémité nerveuse; et, dans l'autre cas, que le mouvement imprimé au fluide là où les forces agissent, se communique au cerveau, et de là dans tout le système, pour que les actions s'ensuive immédiatement.

Dans le fait, on ne peut concevoir que le fluide, animé à l'extrémité du nerf dans un organe externe, puisse l'être à l'origine de ce nerf dans le cerveau, sans que la portion qui reçoit le mouvement le communique à la portion voisine, et de proche en proche jusqu'à son autre extrémité. Par exemple, si on irrite le bout d'un doigt, chez un individu, aussitôt il retire la main ; les muscles se contractent, ce qui arrive en vertu du mouvement dans les nerfs des muscles, excité dans le cerveau par celui qu'occasionne l'application du corps irritant dans les nerfs sensitifs du doigt. Si l'on examine ce cas, ou d'autres semblables, lorsque le cerveau est vivement animé par un autre objet, et lorsqu'il ne l'est pas, la différence des temps entre l'irritation et la soustraction de la partie irritée à l'action de l'irritant, ne laisse aucun doute sur ce qui vient d'être dit. Il est donc visible que, dans les animations physiques, le mouvement imprimé au fluide à l'endroit où les forces agissent, se propage avec une extrême rapidité au fluide des autres parties du système.

38. Si l'on suppose que la force n'agisse que dans un seul petit instant, mais que l'animation ait une certaine durée, il faut nécessairement que le mouvement se continue dans les mêmes parties ; or l'animation, étant la même pendant une petite durée supposée, par exemple, quadruple de l'instant infiniment

court de la propagation du mouvement de
l'organe externe à l'interne ; le mouvement du
fluide doit aussi être le même dans les parties
nerveuses et cérébrales pendant toute cette
durée ; d'où il suit que cette propagation s'opérant, dans le premier instant, de l'organe
externe au cerveau, dans le second instant,
ce mouvement doit se réfléchir du cerveau vers
cet organe, etc. De plus, si la force est, dans
le premier instant, capable d'animer le fluide
dans l'organe, en supposant que son action se
continue, il n'y a pas de raison pour qu'elle
ne l'anime pas dans les instants suivants comme
dans le premier ; et si à cela on ajoute la continuation du mouvement jusqu'à ce que quelque
cause l'arrête (34), il est clair que ce mouvement de propagation doit se continuer alternativement de l'un de ces organes vers l'autre
pendant toute la durée de l'animation, et suivant les variations qui seront remarquées dans
la suite.

39. Lorsqu'il y a une animation grande et
vive, la quantité totale du fluide est animée ;
c'est pour cela qu'on éprouve de l'agitation
dans la région du cœur, dans le bas-ventre et
dans tout le corps : c'est un mouvement qui se

propage rapidement, mais successivement d'un organe au cerveau, et de là dans toute l'étendue du système. En voici un exemple très-aisé à remarquer.

Si l'on est dans une disposition qui annonce un certain état de bien-être physique, à l'idée d'un grand plaisir prochain, on éprouve une animation, ou, si l'on veut, un sentiment qui se propage successivement du cerveau aux extrémités du système. Lorsque cette animation est assez vive, et n'est pas interrompue ou affaiblie par d'autres animations, elle est plus perceptible dans la région du cœur, dans celle de l'estomac, vers le rectum dont le sphincter et les muscles releveurs de l'anus entrent en contraction, le long des extrémités supérieures et inférieures, à la peau, et notamment aux bouts des doigts. Dans ces endroits, l'animation durant quelques moments, et avec une certaine vivacité, devient incommode, cause une sorte d'impatience, et on est forcé de la modérer ou de la faire cesser par d'autres animations.

Dans ce fait, on peut aisément remarquer le mouvement progressif du fluide, du cerveau vers les bouts des nerfs, de même qu'on le peut dans les animations produites par des récits ou par des objets un peu effrayants , surtout si l'on est peureux, ou par des promesses qui font concevoir vivement l'espoir d'un bien prochain. Les horripilations, les petits frissons , les petites secousses , etc., sont des mouvements déterminés par ces sortes de mouvements du fluide. Ces mouvements nerveux ne sont pas instantanés ; et , avec de l'attention , on peut sentir qu'ils s'opèrent successivement du cerveau vers les extrémités nerveuses. Ainsi, si l'on ne considérait ces mouvements que du cerveau à ces extrémités, alors les espaces étant les mêmes, et les temps variant, il y aurait toujours un rapport entre l'espace et le temps, par conséquent une vitesse; d'où il suit évidemment que la célérité appartient au fluide animé (32).

40. De ce qui précède, il résulte donc que toute la masse blanche du système contient un fluide susceptible de subir le mouvement qui lui est propre, et depuis l'extrémité d'un nerf où la force agit jusqu'à son autre extrémité; que l'animabilité ou possibilité au mouvement susdit est la faculté de ce fluide; que l'animation consiste dans ce mouvement, et que la

sensation qu'on prend communément dans une acception bornée est la même chose que l'animation. Si l'on compare, en effet, l'état de paralysie ou celui d'engourdissement d'une partie avec l'état naturel de la même partie, qui suppose l'existence de la quantité ordinaire de ce fluide dans les nerfs; si on compare ensuite l'état de repos du fluide dans ces nerfs avec celui de mouvement qu'il subit en y affluant, et par l'impulsion qu'il reçoit au cerveau, et par l'impression que lui cause le sang dans les filets nerveux des canaux artériels, on sera convaincu que les sensations résultent de l'action des objets sur les organes des sens, par laquelle le fluide éprouve des changements, et en occasionne dans la substance nerveuse.

Nous trouverons dans la suite que cet exposé est conforme à la faculté du système, à toutes ses fonctions et à leur fin dans l'économie animale ; et que les différences des animations sont dépendantes des diverses causes qui les déterminent, des diverses parties où elles s'opèrent, des quantités de fluide animées et du degré de son animabilité.

41. Les mouvements du fluide doivent nécessairement être conformes à sa propre nature

et à celle de la masse blanche où ils s'exécutent; ainsi, pour bien déterminer ces sortes de mouvements, il faudrait connaître la nature de ce fluide et la structure intime des organes nerveux ; et l'on sait qu'on n'a pas encore pu parvenir à cette connaissance. Ces mouvements ont quelque chose de semblable au mouvement du fluide électrique, qui a la propriété connue de déterminer les contractions des muscles ; le corps animal en contient plus ou moins, le système des nerfs est propre à lui servir de conducteur, l'animabilité souffre des changements dans des temps humides et secs, de même que l'électricité, la vitesse des deux fluides nerveux et électrique, est également extrême dans la propagation de leur mouvement, etc. (d).

(d) Quoique les phénomènes nerveux m'eussent convaincu de l'existence d'un fluide analogue au fluide électrique, et que d'ailleurs elle eût été reconnue par plusieurs physiologistes, j'avais, ainsi qu'on le voit, énoncé cette analogie comme une opinion, et même avec beaucoup de réserve ; cependant les expériences galvaniques dont je n'ai pris connaissance que dans ces derniers temps, nous la démontrent d'une manière évidente. J'avertis, une fois pour toutes, que j'ai préféré ajouter quelques notes, plutôt que de rien changer à l'exposition des idées, telles qu'elles se sont présentées avant la connaissance des derniers progrès de la science.

Ces mouvements ont aussi quelque chose de semblable à la combustion lente du phosphore; et on sait que la matière phosphorique se trouve, entre autres parties, dans le sang, dans la masse cérébrale, etc : c'est là, peut-être, qu'on pourrait trouver une des raisons du développement précoce de la faculté intellective chez quelques enfants rachitiques, ainsi que de leur cerveau, par les forces qui ne sont pas, chez eux, employées au développement et à la perfection des os.

Il est encore à présumer que l'air vital, dans la respiration, ne sert pas uniquement à la production de la chaleur dans la masse du sang, au dégagement et à l'expulsion de ce qui y est superflu ou nuisible, mais que le calorique, combiné avec le sang, rend ce liquide plus apte à la fonction de la portion cendrée du cerveau et de ses dépendances; qu'il entre par là dans la formation du fluide animable, ou du moins qu'il l'influence considérablement. Lorsqu'en effet les fonctions cérébrales sont en grande activité, comme dans la profonde application, il y a développement de chaleur; il y en a aussi dans la colère, dans la joie, dans la honte, dans tous les mouvements du corps; et, quand une fonction particulière s'exerce avec plus d'activité que d'ordinaire, il y a un dégagement sensible de chaleur dans son organe. Or, toutes les fonctions s'exécutent par le concours du fluide nerveux.

On peut enfin présumer, ou que ce fluide n'est pas simple, ou qu'il est modifié dans ses phénomènes par la nature et l'organisation particulière de la substance blanche. Mais laissons ce qui n'est encore que conjecture, et bornons-nous à la considération de ses mouvements et de leurs propriétés, conformément aux phénomènes que nous présentent les fonctions du système en état de santé et de maladie, phénomènes qui ne sont incontestablement que des modes du mouvement qui lui sont particuliers.

42. Si deux causes de même nature, et égales, agissent sur un organe, pendant des durées égales de leur action, elles produisent des animations égales; mais, si un effet doit avoir lieu tant que sa cause continue d'agir, si l'une de ces forces agit plus ou moins longtemps que l'autre, les deux animations doivent différer entre elles en raison des temps. C'est ainsi que les sensations produites par les mêmes

objets lumineux, sonores, odoriférants, savoureux, ou ayant une propriété tactile quelconque, sont comme les durées de leur action.

43. L'espace où s'exécute le mouvement du
fluide, dont la célérité se conserve la même
pendant toute la durée de l'animation, est en
raison de cette durée. Ce mouvement doit sans
doute s'exécuter dans un certain espace (29);
et en divisant l'espace entier où le fluide se
meut, pendant toute la durée de l'animation,
en autant de petits espaces que d'instants dans
la durée : la portion de l'espace, à la fin du
second instant, doit être double de celle après
le premier, triple après le troisième, etc. ; en
sorte que l'espace entier serait double, triple,
multiple, en un mot, de l'espace où le fluide
serait animé avec la même célérité, dans des
durées d'animation sous-doubles, sous-triples
ou sous-multiples.

Ainsi, si l'on supposait que l'organe de la
vue soit animé, et qu'un de ces instants infiniment petits soit celui pendant lequel le changement que le fluide éprouve à l'extrémité du
nerf optique, dans l'œil, se propage le long
de ce nerf au fluide dans un des points de la
masse cérébrale, le second instant, celui pen-

dant lequel de cet organe il se réfléchit vers l'œil, et ainsi de suite (38); ces petits espaces qui composeraient l'espace entier dans la durée totale de l'animation, seraient comme la somme des instants pendant lesquels le changement ou mouvement total s'opère.

44. Les animations sont en raison de leur vivacité; car une animation peut être plus vive à proportion que la force imprime au fluide plus de vitesse; et les animations sont des mouvements qui, dans une même durée, ne peuvent différer que par le degré de vivacité; et si on y fait entrer la durée, qui peut varier, on trouve que les animations sont entre elles en raison composée de leur vivacité et de leur durée.

45. Un objet, en agissant sur un organe, doit l'animer de toute sa force; et, si avec telle force il peut produire telle animation, avec une force double, triple, etc., il doit produire une animation double, triple, etc.; et conséquemment, les animations doivent être proportionnelles aux quantités d'action des objets : ce qui résulte de ce qui a été dit (16, 44).

46. Les déperditions du fluide sont en rai-

son des puissances qui l'animent, et des mouvements que le système détermine dans les
autres organes; c'est une conséquence évidente
de ce qui a été exposé précédemment (18, 22).
En effet, si telle puissance cause telle déperdition, une puissance double doit en causer
une double, etc., les effets qu'elles produisent
devant leur être proportionnels (45), et les
quantités de fluide qui concourent à ces effets
devant souffrir aussi des déperditions proportionnelles. En second lieu, de petites quantités
de fluide sont déterminées, hors du système,
pour les mouvements qui lui sont extérieurs; ces
quantités y causent des pertes, et sont toujours
proportionnées à la quantité des mouvements
qui en résultent dans les organes, aussi bien
qu'à celle des animations; et s'il faut une petite
quantité de ce fluide pour mettre en mouvement les muscles; si leurs nerfs s'épuisent
après un certain nombre de contractions, il
est clair que la déperdition dans la locomotion
et dans les autres fonctions est en raison des
mouvements exécutés : aussi la faiblesse successive des grandes animations, est-elle toujours
relative à l'activité que des puissances impriment aux fonctions, et à la force et à la
célérité dont on excite les mouvements des

muscles. La consommation du fluide dans les nerfs est un effet constant de l'action des forces ou des mouvements qu'elles occasionnent, et peut varier depuis la moindre quantité possible jusqu'à la quantité totale de ce fluide. Dans le premier cas, la déperdition doit être regardée comme nulle ; dans le cas extrême et opposé, elle est immédiatement suivie de mort ; et lorsqu'elle est modérée, elle sert à entretenir l'activité du système. Et s'il est incontestable qu'il y a des déperditions de fluide dans les animations et dans les mouvements de tous les organes, et qu'elles leur sont proportionnelles, il doit être également incontestable que les animations sont des mouvements propres du fluide, et que celui-ci est sécrété dans le système ; autrement, les déperditions continuelles ne seraient point réparées ; nous ne verrions pas ces alternatives d'abattement et de vigueur, et la vie animale aurait une très-courte durée.

47. Les déperditions de fluide sont en raison composée des puissances qui l'animent, et des temps pendant lesquels elles agissent, ou pendant que durent les animations ; car elles sont en raison des puissances ; et cette

raison est ou celle de leur énergie ou celle de leur nombre dans un temps donné. Les animations sont en raison composée de leur vivacité et de leur durée (44), c'est-à-dire, en raison des forces qni les déterminent, et en raison des temps pendant lesquels elles agissent. Si donc une puissance occasionne une certaine déperdition dans un temps donné, en continuant d'agir pendant un temps double, elle doit en occasionner une double, puisque l'animation s'opère pendant tout le temps que sa cause agit, et que le fluide perd de sa quantité en raison de la durée de l'animation. Par conséquent les déperditions variant selon l'énergie des puissances, et selon la durée des animations qu'elles déterminent, elles sont, comme il a été dit, en raison composée.

D'où il suit que le fluide peut souffrir des déperditions égales par diverses puissances, lorsque celles-ci sont entre elles réciproquement, comme les temps pendant lesquels elles agissent.

48. Les déperditions de fluide sont en raison composée de la célérité et de la durée des mouvements qu'il détermine dans les autres organes. Puisqu'il y a déperdition dans les

mouvements, et qu'elle leur est proportionnelle, il s'ensuit qu'elle doit être d'autant plus grande que les mouvements sont plus vifs, et qu'ils se continuent plus long-temps; car dans la locomotion, le système perd de son fluide en raison du nombre des contractions. Or cette perte doit varier suivant le nombre des contractions, dans un temps donné, c'est-à-dire, selon la vitesse, dans la locomotion, et selon que, avec la même vitesse, la locomotion se continue pendant des temps différents. En supposant donc que la célérité et la durée des mouvements diffèrent à la fois ; à la fin de ces mouvements la déperdition soufferte doit être en raison composée de la célérité et de la durée : ce qu'on peut aisément trouver conforme aux phénomènes.

Pour que le fluide éprouvât des déperditions égales, il faudrait donc que la célérité fût en raison inverse de la durée.

49. Mais les muscles peuvent se contracter avec plus ou moins de force ; et le nombre des contractions dans un temps donné étant supposé le même, il y a plus de fluide de dépensé lorsque les contractions sont plus fortes, que lorsqu'elles le sont moins. De plus, la contrac-

tion peut être suivie plus tôt ou plus tard de relâchement; et si le muscle ne peut être déterminé à se contracter, que par une certaine quantité de fluide, il ne peut persévérer dans l'état de contraction que par autant de ces quantités que d'instans dans la durée de cet état. Par conséquent les déperditions sont comme les produits de la force par la durée de chaque contraction, dans un temps donné. Nous avons supposé ci-dessus (48) que les mouvements sont uniformes, ou que les contractions sont également fortes et d'une égale durée, pendant tout le temps qu'elles s'exécutent; autrement, en évaluant les déperditions par le nombre des contractions, il faudrait y ajouter la considération de la force et de la durée de chacune.

5o. Les déperditions de fluide arrivent dans des temps qui sont en raison inverse des puissances qui les occasionnent, ainsi que de la célérité des mouvements qui en résultent dans les autres parties du corps. En effet, la déperdition de la quantité totale du fluide peut s'opérer dans un temps infiniment court, comme dans la mort causée par la foudre ou par une commotion électrique, suffisante pour tuer un animal ; et elle le peut dans un temps plus ou moins long , mais qui a toujours pour terme celui de la vie. Les déperditions partielles arrivant en des temps différents , et étant en raison des puissances , ou des mouvements qu'elles impriment au système (46), il est clair que la consommation d'une certaine quantité de fluide doit s'effectuer dans un temps plus court, lorsqu'une puissance lui imprime un grand mouvement, que lorsqu'il est animé par une puissance faible ; elle doit aussi l'être dans un temps plus court, quand les mouvements du corps sont vifs, que quand ils sont lents (48, 49). Ces temps sont donc en raison inverse des puissances qui occasionnent les déperditions , ainsi que la célérité des mouvements, à la production desquels le fluide concourt avec la faculté des organes où les mouvements s'exécutent.

D'où l'on voit que des déperditions égales peuvent , dans des temps égaux, être occasionnées par diverses puissances, si leur énergie est en raison inverse de leur nombre.

Observons, en passant, qu'on ne doit point regarder comme futile la considération du temps dans la consommation du fluide nerveux ; car une quantité considérable de ce fluide , consommée dans des temps inégaux, donne lieu au plaisir ou à la peine, entretient la santé ou est suivi de maladie, etc ; on en sent aisément la raison.

51. Ce qui vient d'être exposé (46 et suiv.) est d'une importance facile à remarquer en médecine, et utile à connaître non seulement pour la conservation des forces animales et pour en régler la dépense, en proportionnant à la quantité actuelle du fluide dans le système, ou l'énergie des puissances , ou leur nombre et la durée de leur action, ou la vitesse des mouvements et leur durée ; mais aussi pour expliquer les variations de toutes les animations dont la vie est le composé.

52. L'animation physique est variable par la quantité totale ou partielle de fluide ; car sa quantité totale est limitée et souffre des déperditions ; en sorte qu'elle est toujours dans un système , selon le rapport entre la quantité sécrétée et la quantité usée , et variable comme ce rapport. Et comme une force capable de produire une animation générale , ne peut pas animer une plus grande quantité de fluide que celle qui se trouve actuellement dans le système, il arrive que la même force anime, dans un temps , une plus grande ou plus petite

quantité de fluide, que dans un autre temps; etc. et les animations doivent suivre les variations de cette quantité.

Les objets produisent en général des animations proportionnelles à leur quantité d'action (45); ainsi une force faible doit animer une moindre quantité de ce fluide, qu'une force énergique, parce que le mouvement qu'elle lui imprime dans un organe est trop faible pour se communiquer à tout le système; elle en anime encore une moindre quand elle est simultanée d'une autre. Par conséquent les quantités partielles de la masse fluide doivent différer entre elles dans les diverses animations.

53. De là il suit que les quantités d'animations sont, dans les différents systèmes, en raison composée des vivacités et des quantités de fluide, car elles peuvent différer par la quantité de fluide et par la vivacité; et par ce qui a été dit (45. 52), on apperçoit qu'elles leur sont toujours relatives. Ainsi, s'il y avait égalité entre deux ou plusieurs quantités d'animation, les forces ou les vivacités seraient réciproquement comme les quantités de fluide animées; et pour avoir cette égalité, il fau-

drait que les forces soient réciproquement comme les quantités animables.

D'où l'on peut déduire que les quantités de fluide animées sont en raison directe des quantités d'animation, et en raison inverse des vivacités ; et que les vivacités sont entre elles en raison composée des quantités d'animation, et des quantités réciproques de fluide.

54. Avant de continuer le sujet de ce chapitre, je crois à propos de faire quelques remarques sur ce qui a été exposé. D'abord on pourrait regarder la considération des rapports entre des quantités indéterminées de fluide d'animation, de durée, etc., comme ennuyeuse, sans qu'elle pût être aucunement utile. Cependant, si l'on observe avec un peu d'attention les fonctions du système et leurs résultats, il est aisé d'appercevoir que cette considération est exacte ; par conséquent l'être animable est soumis, dans les animations, aux mêmes lois que tous les corps dans le mouvement; et de ces lois on peut déduire une foule de conséquences très-importantes dans les sciences morales, où l'on n'envisage que la substance animable chez l'homme, la nature et la quantité des puissances qui l'ani-

ment par l'estimation de leurs effets ét des actions , sous les rapports d'espèce , d'individu dans un système, et d'un système d'individu avec un autre.

De plus, la connaissance de ces rapports peut servir à l'homme pour conserver ses forces et pour en régler l'emploi et la dépense (51); pour développer et exercer avantageusement sa faculté intellective , et sans détriment d'un autre genre de fonctions; pour modifier ou faire cesser certaines sensations qui lui sont incommodes ou nuisibles par certaines autres , etc. : d'ailleurs cette connaissance est nécessaire pour expliquer le mécanisme des animations et des opérations de l'intelligence , et nécessaire pour la pratique de la médecine.

A l'égard de la détermination par à peu près de ces quantités, je me borne seulement à en faire entrevoir la possibilité , pour ne pas trop m'écarter de mon but , et parce que cet objet exige un travail à part. On évalue les forces par les quantités de mouvement qu'elles produisent ou tendent à produire dans les corps auxquels elles sont appliquées. Par conséquent, pour avoir les quantités des forces qui animent le système, on devrait avoir le moyen d'évaluer les animations, comme pour avoir la valeur de ces dernières, on devrait avoir le moyen d'estimer les actions que ces animations produisent ou tendent à produire; mais on pourrait évaluer aussi les animations par les forces qui les déterminent. Or, comme on ne peut pas mesurer les animations, et comme on peut parvenir à la détermination de ces forces au moyen des connaissances physico-mathématiques et des expériences appropriées, les forces productrices étant exactement proportionnelles aux animations produites; si l'on prenait une animation pour chacun des organes que ces forces sont supposées animer comme l'unité des animations respectives, ou si l'on prenait une force pour chacun de ces organes comme l'unité des forces; on pourrait avoir la détermination des autres animations ou des autres forces, au moyen des rapports ci-dessus réductibles à de simples formules. Les actions sont encore plus susceptibles d'être déterminées dans leur quantité; et par la quantité des actions on peut parvenir à la valeur des quantités des animations qui les occasionnent, comme par la quantité du mouvement imprimé on détermine celle de la force qui l'imprime. Les quantités des animations , des actions ou des forces , pourraient donc être représentées par des lignes droites dont les rapports , déterminables au moyen des courbes , exprimeraient les rapports des quantités d'animation entre elles. Les complications et les variations des mouvements , les règles qu'il faut trouver suivant lesquelles ces variations ont lieu , et sans lesquelles on ne peut pas déterminer les rapports des animations par les rapports des lignes ; les expériences et les observations qu'exige ce genre de travail , et certaine prévention sur la nature des fonctions nerveuses , sont autant d'obstacles qui n'ont pas encore permis de songer à cette branche de la mécanique , qui ne serait pas la moins essentielle et la moins utile à l'homme , si elle était une fois établie. On peut dire, en passant, que si l'on se bornait à la seule exposition ou narration des phénomènes nerveux , cette partie de nos connaissances rentrerait dans l'histoire naturelle de l'homme, et qu'on ne tendrait pas ainsi à en former une science.

Pour avoir donc un exemple de la possibilité de déterminer les animations ou les forces , il n'y a qu'à se rappeler que l'action du feu sur le corps animal produit une animation qui peut varier considérablement en raison et de son intensité et de la température actuelle du corps ; en sorte que cette animation peut être plus ou moins agréable ou pénible, suivant que la matière du fen exerce plus ou moins d'action, et par conséquent suivant qu'elle a plus ou moins d'intensité. On a le moyen de connaître d'une manière déterminée la force du feu ou de la chaleur, ainsi que les effets de la pression ou de l'impulsion de différents objets tactiles ; l'intensité des sons est déterminable comme on le sait, ainsi que celle de la lumière. Il ne serait pas difficile de déterminer la force des corps odoriférans et de ceux qui exercent leur action sur l'organe du goût ; et en déterminant une force pour chacun des organes, toutes les autres pourraient l'être au moyen de rapports qu'on pourrait établir entre elles et celles déjà déterminées ; on peut ajouter à cela les rapports que leurs effets ont avec le temps qui est commensurable. Enfin, cette possibilité devient évidente en faisant attention aux sciences exactes qui sont autant de systèmes d'animations déterminées.

Quant aux forces qui exercent leur action sur les organes internes, leur détermination par à peu près, fait l'objet en partie de la physiologie, et en partie de la matière médicale ; et le but de cette dernière n'est pas seulement de classer les substances et leurs préparations, mais aussi de déterminer avec toute la précision possible la force de chacune. En médecine, l'on n'envisage que les effets qui résultent et de l'action de certaines causes sur la substance animable, et du défaut de certaines autres ou de leur excès, par comparaison à cet effet qui constitue l'état de parfaite santé, et qui lui-même résulte du concours de cette substance et des causes nécessaires, mais dans une proportion déterminée. De là il arrive que cet effet doit sortir de l'ordre naturel toutes les fois que cette proportion est altérée : et le médecin ne fait que proportionner les forces diverses par la qualité et par la quantité des substances aux divers états des individus pour en obtenir des effets déterminés et relatifs au rapport entre l'état de maladie et l'état de santé. Sous ce point de vue l'on apperçoit donc l'utilité de déterminer les animations ou les forces, de même que la possibilité d'y réussir.

55. Avant de terminer cette digression, j'ajouterai un mot sur la possibilité de déterminer par approximation les quantités de fluide comme les animations, en remarquant que ces deux objets offrent un vaste champ aux recherches du physicien.

Si on lie un nerf sur un animal vivant, le diaphragmatique, par exemple, comme dans l'expérience de Le Cat; et si on presse ce nerf pour déterminer une seule contraction du diaphragme, et ainsi successivement jusqu'à ce que le défaut de mouvement de cet organe fasse voir que le fluide de cette portion de nerf est consumé; en répétant cette expérience sur le même et sur d'autres animaux; en liant ce nerf, d'abord à la même distance du diaphragme, ensuite à des distances variées; en mesurant les longueurs de ce nerf depuis les ligatures au diaphragme, et en comptant le nombre des contractions excitées chacune par des pressions proportionnées pour qu'elles soient d'une valeur égale; alors, en prenant la quantité de fluide suffisante pour déterminer une contraction de cet organe comme l'unité, le nombre des contractions deviendrait la mesure ou l'expression de la quantité de ce fluide contenue dans la portion de nerf mesurée. On a observé que le mouvement du diaphragme arrive, soit que l'on presse le nerf de haut en bas, soit qu'on le presse de bas en haut. On excite de même une sensation dans les nerfs de l'avant-bras en exerçant de bas en haut, tout comme de haut en bas, une pression suffisante et rapide le long de la partie interne du bras. Cette propriété des nerfs et de leur fluide les rend aptes à la détermination des mouvements volontaires, puisqu'ils les excitent en conséquence de l'action cérébrale, et à la détermination des animations externes et internes qui arrivent par suite de l'action de leurs causes sur les bouts nerveux.

Cela étant déterminé avec autant de précision que possible, le tout se réduirait à de simples rapports, 1° de la grandeur de cette portion (déduction faite de l'épaisseur de sa gaîne) avec la grandeur de toute la substance blanche du système ; 2° de la quantité de fluide, par le nombre des contractions, dans la portion de nerf mesurée, avec la quantité dans tout le système, par le rapport de la capacité mesurée à la capacité totale. Par ces rapports, on peut aussi déterminer la quantité

I.　　　　　　　　　　　　　　5

relative de fluide dans les nerfs des divers organes.

Ces recherches sont à la vérité très-délicates, mais elles se réduisent à prendre des mesures aussi exactes que le permet la nature du système, et à de simples calculs. Le fluide qui sert au mouvement des muscles étant le même que celui qui sert à la sensation, les contractions du diaphragme serviraient de mesure pour toute la quantité du fluide dans un système. Par des observations, on peut déterminer, approximativement les déperditions de fluide, pendant un temps donné, dans les animations et dans l'exercice du corps, en conservant le même degré d'énergie aux autres fonctions pendant ces observations, et en trouvant le moyen d'évaluer les différents degrés de lassitude, suivant l'intensité et la durée des mouvements musculaires et de ceux de l'esprit. Il faut convenir cependant, que c'est non seulement par approximation, mais aussi par des abstractions qu'on peut faire ces observations ; car la sécrétion du fluide varie, aussi bien que sa déperdition, et le cerveau qui le sécrète en est, pour ainsi dire, le réservoir (e).

____

(e) La possibilité de déterminer la quantité du

56. Il est des systèmes dont les fonctions sont marquées par un degré différent d'animabilité ; effectivement elle varie chez les individus : aussi les sensations et les passions sont faibles et lentes chez les uns, promptes

---

fluide nerveux et la quantité des forces qui l'animent (54, 55), acquiert un degré de plus de force par les expériences galvaniques. Car les degrés d'efficacité des diverses substances excitatrices, bien déterminés, servent à l'appréciation de la force avec laquelle elles animent le système ; et en employant les mêmes substances, de manière à n'exciter qu'une seule contraction à la fois, à des intervalles égaux, jusqu'à l'entier épuisement du nerf ; le nombre de ces contractions peut mesurer la quantité du fluide, de la partie soumise à l'expérience, cette quantité étant variable ; il faut encore observer que l'intensité des contractions diminue successivement. Cette détermination exige beaucoup de circonspection, et on ne peut pas y apporter toute la rigueur mathématique ; mais il ne faut pas croire qu'il ne soit pas possible d'y parvenir par à peu près, parce qu'on ne peut pas se servir des mêmes poids ou des mêmes mesures avec lesquels on évalue les grandeurs ou quantités mathématiques. Il est certain que cette évaluation approximative, juste ou erronnée, se fait dans nos raisonnements sur cette matière, et constitue une grande partie de nos connaissances.

et vives chez les autres ; et la même différence
s'observe dans leurs actions. En général, l'animabilité est relative à la quantité et à la modification particulière, originelle ou accidentelle du fluide nerveux, à la quantité de substance blanche, et aux particularités de son organisation, ou des changements survenus,
tels que, par exemple, certaine mollesse,
certaine déperdition, par suite d'affections
immodérées, de travaux forcés d'esprit, etc. ;
enfin à l'énergie et des organes et des causes
internes et externes qui influent sur le système
nerveux.

Nous allons considérer l'animabilité, ou la
vivacité des animations, suivant les variations
de la quantité du fluide, par rapport à la capacité du système, en supposant sa sécrétion,
d'abord comme suspendue, ensuite comme
s'opérant uniformément, enfin comme variant
par l'activité de l'organe sécrétoire, et de là,
par rapport à la différence de la quantité sécrétée avec la quantité usée ; car la cause qui
sollicite le cerveau à une plus grande sécrétion, en consomme aussi une certaine quantité.
Dans le chapitre suivant, nous examinerons
l'animabilité relativement aux divers états où
peut se trouver la substance blanche.

57. La vivacité des animations est relative
au rapport variable entre la quantité de fluide
et la masse blanche. D'abord, dans les diverses
espèces animales , la différence des fonctions
intellectives correspond à celle de la grandeur
ou développement de l'organe cérébral ; et la
vivacité ainsi que la multiplicité des animations semblent proportionnées à cette différence spécifique. Le système des nerfs est ,
proportionnellement aux autres systèmes d'organes , plus grand chez les jeunes sujets que
dans ceux qui sont avancés en âge ; aussi re-
marque-t-on chez eux plus de vivacité dans
les sensations et dans les mouvements volontaires ; ce qui peut en outre être confirmé par
cet état, extrêmement opposé, qui arrive lorsque le cerveau est comprimé , et par celui où
l'on se trouve après une commotion assez forte
pour qu'il y ait un affaissement très-léger dans
la masse cérébrale ou épinière , à la suite d'un
coup ou d'une chute.

De plus, la grande animabilité que le système
acquiert dans certaines maladies nerveuses, et
qu'il n'avait pas par conséquent au même degré
avant l'état de maladie, nous marque un changement, quel qu'il soit, qui s'est opéré dans
le système, et constitue un état qui n'est pas

celui de parfaite santé. Dans d'autres maladies il y a, au contraire, de la lenteur dans les mouvements. Le défaut de repos, occasionné par de longues ou profondes occupations d'esprit, les affections, dites de l'âme, portées jusqu'à un certain point et durant un certain temps, élèvent le degré d'animabilité ; mais si elles sont trop vives, ou si elles durent trop long-temps et consument trop de fluide, l'animabilité s'affaiblit. En général, tout ce qui est capable d'épuiser le système, peut le disposer aux affections nerveuses ou les produire ; et l'animabilité y est altérée de manière que, dans les unes, elle est tellement accrue, que les moindres causes occasionnent des secousses dans tout le corps ; et, dans les autres, elle est tellement affaiblie, que des causes très-puissantes peuvent à peine animer le système.

En outre, il est reconnu que le plaisir vif peut, par sa seule continuité, se changer en douleur, et que dans le plaisir, il y a déperdition de fluide. La sensation douloureuse a un plus haut degré de vivacité que la sensation agréable ; et celle-ci, occasionnant une diminution de fluide, proportionnelle à son degré de vivacité et à sa durée (47), il est conséquent de croire que l'excès de vivacité de

cette sensation, dans la douleur, sur sa vivacité, pendant le plaisir, provient de cette
diminution à la suite de laquelle le mouvement nerveux s'exécute avec plus de célérité,
abstraction faite et de la facilité qu'acquiert le
mouvement en raison de sa continuation, et
de ces cas où le fluide se porte en plus grande
abondance dans les parties animées.

Il résulte de ce qui vient d'être dit, que,
lorsque le fluide est accumulé en très-grande
quantité et sans disproportion dans les diverses
parties du système, les mouvements nerveux
sont vifs, et peuvent se continuer plus long-
temps ; qu'en moindre quantité ils sont vifs,
mais d'une moindre durée ; qu'en trop
petite quantité, ces mouvements sont à peine
apperçus ; et que, lorsque la plus grande quantité de fluide se trouve dans la plus grande
masse blanche du système ou du seul organe
cérébral, les sensations sont ou peuvent être
à la fois et plus vives et plus durables.

58. Le concours de la substance animable
et de l'action des objets est de toute nécessité
pour que les animations arrivent (16). L'animabilité doit concourir à cet effet selon ses
degrés, et les objets selon l'intensité de leur

action (45). D'où il suit que la vivacité des animations ou des impressions est en raison composée de l'animabilité et de l'intensité de leurs objets. C'est la loi des animations, suivant laquelle leur vivacité varie dans tous les âges, dans tous les individus, et dans toutes les circonstances.

L'animabilité pouvant donc différer en degrés d'un individu à un autre, et d'une certaine époque à une autre dans le même individu, la différence de degré de l'animabilité doit nécessairement en introduire une dans les animations produites par les mêmes forces. Il est donc nécessaire de faire entrer dans les quantités d'animation (53, etc.) le degré variable d'animabilité.

59. Puisqu'il n'y a point de sensation sans mouvement du fluide dans un certain espace du système (40), et que la vivacité de la sensation est celle de ce mouvement, cette vivacité doit varier dans le même rapport que celui entre les petits espaces et la même durée. Ainsi, si un objet imprime plus de mouvement au même fluide qu'un autre objet, la vivacité des deux impressions est comme l'intensité de leur action (45); et la différence

entre ces deux impressions est celle qui existe entre les deux mouvements, ou entre les petits espaces dans lesquels le fluide est mu en des temps égaux. En effet, si l'on met à nu un nerf sur un animal vivant, et qu'on le pince légèrement, l'animal donne un signe d'une certaine sensation ; mais, si on le pince un peu plus fortement, le signe qu'il en donne nous fait voir qu'il éprouve une sensation plus vive. En ce dernier cas, l'impulsion donnée au fluide est plus grande, et il éprouve un plus grand changement.

Mais, si c'était la même cause qui dans un système produisît une impression plus vive que dans un autre, la vivacité de ces impressions serait comme l'animabilité (58) ; et de même que ci-dessus, la différence de l'une avec l'autre doit incontestablement être celle des mouvements, ou des petits espaces dans une même durée. Ainsi donc, une sensation peut être plus vive, soit parce que l'objet agit avec plus de force, soit parce qu'il y a plus d'animabilité : mais dans tous les cas elle est plus vive, parce que le rapport entre les petits espaces et la même durée est plus grand, ou parce que le fluide éprouve de plus grands changements en lui-même et relativement aux molécules de la substance nerveuse. Or il est aisé de voir que le même fluide peut subir un plus grand changement lorsqu'il se trouve dans une certaine proportion avec la substance blanche, de même que, dans une autre proportion, il en subit un plus grand par une impulsion plus forte.

D'où il résulte que dans l'égalité de vivacité de deux sensations, causées dans deux systèmes par des objets d'intensité différente, la différence de cette intensité nous marque celle de l'animabilité ; et, d'un autre côté, que l'animabilité étant la même, la différence de vivacité nous marque celle de l'intensité des objets.

60. La vivacité des animations, produites par les mêmes causes, est la mesure de l'animabilité des systèmes, puisqu'elle lui est exactement proportionnelle ; ce n'est en effet que par les degrés de vivacité des animations et des mouvements qu'on peut juger des degrés d'animabilité. C'est par cette raison que nous avons dit que l'animabilité du fluide varie chez les individus, comme la vivacité, et par les mêmes causes qui font varier sa quantité.

61. S'il est vrai que le cerveau sécrète ou

condense le fluide nerveux, il doit en sécréter ou en condenser une plus grande quantité, quand son action est augmentée ; or cette action peut être augmentée par des causes qui agissent à l'intérieur du corps., et à l'extérieur, telles que les objets des sensations externes, et ces sensations mêmes reproduites en l'absence de leurs objets. Le vin, le café et tous les aliments excitants, en même temps qu'ils consument une certaine quantité de ce fluide, sollicitent le cerveau à une plus abondante sécrétion ; mais, au bout d'un certain temps, un certain épuisement se fait sentir par la lassitude, ou par une sensation pénible. La quantité de fluide étant relative au rapport entre la quantité sécrétée et la quantité usée, la première étant relative au pouvoir de l'organe sécréteur, et l'autre aux agents ou aux mouvements qu'ils occasionnent, mais qui contribuent à activer la sécrétion, il en résulte que, par l'usage des excitants et par l'exercice des organes des sens et du cerveau, l'état du système doit varier selon la différence en plus ou en moins, de la quantité sécrétée avec la quantité usée, dans un temps donné. L'action cérébrale ne peut être extraordinairement augmentée que pendant un temps, au bout duquel le pouvoir de cet organe se trouve affaibli : ce qui lui est commun plus ou moins avec tous les organes sécréteurs ; ce pouvoir peut se trouver diminué, tant par défaut de causes qui l'activent, que par leur énergie excessive. Aux variations de l'animabilité sus-mentionnées, on doit donc joindre celles qui dépendent du pouvoir du cerveau à la sécrétion ; car elles sont une des deux causes immédiates qui font varier la quantité du fluide. De plus, la sécrétion du fluide est relative à la circulation du sang dans le cerveau, et de là aux changements que le sang subit dans la respiration ; or ces changements sont relatifs à la qualité de l'air (f), et au développement des poumons ou à l'activité de la respiration ; cette fonction et la circulation doivent donc influer sur la sécrétion du fluide, en raison de leur activité.

(f) En examinant l'influence de l'air atmosphérique sur la vie animale, selon les proportions de ses deux gaz élémentaires, M. Cabanis a très-bien remarqué les altérations contraires qu'éprouve le système nerveux, ou la sensibilité, lorsque l'oxigène ou l'azote prédomine dans la proportion connue : cela vient à l'appui de ce qui a été dit (58). Voy. le 8ᵉ Mémoire, pag. 125 et 126, vol. II.

On apperçoit de là que tout ce qui fait varier de leur état ordinaire les fonctions des autres systèmes, influe d'une manière analogue sur les variations des fonctions nerveuses. Aux causes capables d'élever le degré d'animabilité, il faut ajouter l'augmentation d'activité qu'acquièrent les autres systèmes, à cause de l'influence qu'ils exercent sur le nerveux.

Concluons donc que plusieurs circonstances peuvent concourir à faire varier l'animabilité, dont les principales sont : la quantité du fluide, la capacité du système, l'aptitude du cerveau à la sécrétion, les causes qui accélèrent ou qui retardent cette sécrétion, dont les unes sont les sensations externes, et par là même leurs objets, parmi lesquels il faut compter l'état de l'atmosphère ; les autres sont les animations internes, ou leurs causes, telles que les aliments excitants dans l'estomac, le sang et les liqueurs qui en sont séparées, l'air plus pur qu'on respire, etc., et la consommation du fluide que toutes ces causes peuvent occasionner. Ces mêmes circonstances concourent à faire varier le degré d'intelligence, qui se proportionne constamment au degré d'animabilité, auxquelles il faut joindre l'exercice du cerveau.

62. Mais, dira-t-on, si le fluide nerveux se consume dans les animations et dans les mouvements, et si, à leur défaut, sa quantité s'accroît dans le système (22), les personnes oisives ne devraient point être exposées aux affections nerveuses, et cependant l'oisiveté est une des causes les plus fréquentes de ces maladies. Il est rare d'abord de trouver que cette cause ne se complique point de quelque passion, d'abus de plaisirs, etc. Dans les grandes villes, on est plus sujet à ces affections que dans les campagnes ; là les femmes le sont plus que les hommes ; et parmi elles ce sont celles qui se livrent au désœuvrement et à une vie trop voluptueuse, ou trop triste pour qu'elle soit compatible avec leur constitution ordinairement délicate.

La vie animale est une animation qui se compose des sensations internes, externes et des mouvements musculaires ; elle doit donc varier suivant ses composantes, c'est-à-dire, s'affaiblir ou prendre de la force, proportionnellement à la faiblesse ou à l'activité de ces fonctions. Mais une animation ne peut s'opérer que par le concours de la faculté d'un organe, d'une part, et d'une cause qui l'anime, de l'autre, suivant la loi (16) ; et suivant une autre loi (58), la faculté et la cause concourent à cet effet, en raison de leur intensité. En supposant donc que chez une personne oisive la faculté se conserve au même degré, le défaut de mouvement et d'occupation d'esprit doit nécessairement affaiblir l'animation composée ou la vie. Cette faculté étant, dans le système nerveux, l'animabilité du fluide, dont la quantité varie suivant le rapport entre la quantité sécrétée et la quantité dépensée dans les diverses fonctions, on conçoit que ce rapport est sujet aux variations, soit de la seule quantité dépensée, la quantité sécrétée restant la même, ou seulement de celle-ci, soit des deux à la fois, et que l'animabilité doit en conséquence varier proportionnellement à ce rapport. Pour se convaincre donc que, dans certaines affections nerveuses auxquelles l'oisiveté dispose souvent, l'animabilité est accrue, à cause d'une certaine diminution de fluide, de même qu'à la suite de grandes fatigues, etc.; et pour en appercevoir la différence dans les deux cas, il suffit de jeter un coup d'œil sur le jeu de tous les organes, de voir que les résultats de leurs fonctions dépendent de l'action réciproque des uns sur les autres, que les uns fournissent aux autres les moyens d'exercer cette action , et que les résultats ou ces moyens sont proportionnés à cette action.

En effet, la quantité sécrétée, dans un temps donné, est relative à l'aptitude du cerveau à cette sécrétion , aux fonctions du système sanguin, des poumons, etc.; et la quantité consumée, dans un temps donné, est relative aux divers mouvements (46). Le pouvoir du cerveau est borné ; il s'use, par sa grande activité , dans un petit espace de temps, et s'affaiblit considérablement par le peu d'activité, dans un temps très-long.

Ainsi donc, chez l'oisif, il y a une moindre quantité de fluide de consumée, mais aussi il y en a une moindre quantité de sécrétée ; et la capacité du système restant la même, la faiblesse des fonctions, marquée par celle de tout le corps, augmentant à la longue par la même raison, il arrive que la quantité sécrétée n'est plus proportionnée à la quantité dépensée, et que le rapport entre la quantité du fluide et la capacité, peut se trouver le même que celui qui résulte d'une trop grande consommation. Ajoutez à cela, que la seule oisiveté ne produit cette affection que chez les personnes dont le système y est disposé , à cause d'un certain état de sa substance blanche, et

au bout d'un temps assez considérable ; que
le moins de consommation de fluide se fait
dans un ordre de fonctions qui contribue à
ses réparations en donnant un surcroît d'activité à la circulation et au cerveau, l'oisif
consumant toujours assez de vitalité dans les
autres ordres ; qu'enfin le défaut d'un exercice
modéré influe médiatement sur la faiblesse du
système. Dans le chapitre suivant, nous rechercherons les relations entre la quantité du
fluide et l'affection de la substance nerveuse.

65. La vivacité des animations partielles est
en raison composée de l'animabilité du fluide
et de la quantité de la masse blanche, ou grosseur des nerfs. Car la vivacité proportionnelle
à l'animabilité est relative au rapport entre la
quantité du fluide et la quantité de substance
dans un filet, et variable comme ce rapport.
Mais cette substance dans le nerf d'un organe
des sens, de l'œil, par exemple, est multiple de
celle d'un petit filet nerveux ; et en prenant ce
nerf comme un composé de plusieurs filets dé-
pouillés de leur gaîne, la vivacité de l'impression occasionnée dans ce nerf doit être comme
la somme des vivacités de ces petits filets, ou
en raison de leur nombre dans cet assemblage ;

car l'impression doit être également vive dans chacun.

Il suit de là, que plus il y a de filets dans un nerf, je veux dire que, plus la substance de ce nerf est multiple de celle d'un petit filet, plus la petite quantité de fluide s'y trouve multipliée; et de là que la vivacité de l'animation est en raison de la quantité de fluide, ou, si l'on veut, en raison de la quantité de substance nerveuse.

Il est bon de remarquer que la vivacité de l'animation a un rapport plus constant à la multiplicité des filaments réunis dans un nerf, qu'à la longueur du nerf; en sorte que la quantité de substance blanche d'un filet, étant comme le produit de son diamètre ou de sa circonférence par sa longueur, peut être égale à la quantité ou produit du diamètre par la longueur d'un nerf plus gros et plus court, sans que la vivacité de l'impression soit égale.

64. On peut donc conclure qu'un développement plus parfait du système, et une certaine proportion entre la quantité du fluide et la masse blanche, concourent à la vivacité des animations ou au plus haut degré d'animabilité compatible avec l'état de santé. L'animabilité

ne se manifeste que par le mouvement nerveux ; mais dans ce mouvement il faut considérer la quantité de fluide et sa vivacité, car l'une ou l'autre peut varier, et de là il en résulte quelque différence dans les phénomènes. En effet, si deux quantités d'animation étaient égales, dans les premiers instants, les vivacités seraient réciproquement comme les quantités de fluide animées (53) ; et la différence entre ces deux animations consiste dans la possibilité à une plus longue durée qu'aurait celle où il y a plus de fluide d'animé, avec une vivacité moindre. Si un système est plus abondamment pourvu de fluide, qu'un autre également développé, il a la puissance d'exercer des fonctions plus durables, et le dernier a l'aptitude à des fonctions plus vives, mais d'une durée plus courte. C'est ainsi que, lorsque dans une animation la quantité de fluide y domine sur la vivacité, l'impression est plus forte et plus durable ; lorsqu'au contraire c'est la vivacité qui y est plus grande, l'impression est plus vive, mais fugitive : c'est une différence qu'on ne manque pas de faire dans le langage ordinaire.

65. Les considérations précédentes peuvent sembler minutieuses et inutiles au premier

coup d'œil. Cependant, en les négligeant, on s'expose à de faux calculs, tant relativement au choix de la meilleure manière de vivre, comme simple animal et comme adonné à un état particulier dans la société, que relativement à l'explication des phénomèmes si variés de notre vie, par conséquent de nos sensations. Le système est si animable que des causes légères et souvent inapperçues peuvent faire changer de face quelques-unes de ses fonctions; et son état est si variable, que les mêmes causes y déterminent des effets très-variés. Faute d'y avoir égard, on pourrait attribuer à une sorte de caprice, à une spontanéité chimérique, des variétés dans certaines fonctions, ou dans les plaisirs, dans les desirs et les penchants, dans les choix et dans les actions qui sont dues à des causes réelles, capables de les influencer. On pourrait aussi, comme cela n'est que trop arrivé, être tenté de regarder l'exercice de ces fonctions, comme indépendant de causes mécaniques, et de faire ainsi de l'homme un être hors des lois communes à tous les êtres vivants.

D'un autre côté, la médecine, la politique et la morale reposent sur la connaissance des fonctions de ce système; toutes les trois sont également éloignées de l'état de vraie science, mais on peut affirmer qu'elles n'en sont pas si éloignées qu'on se l'imagine. Pour atteindre ce but, il faut auparavant descendre dans des détails minutieux ; et les travers d'esprit auxquels nous sommes sujets, peuvent même influer sur leurs progrès, parce qu'ils donnent occasion à ceux qui voient mieux dans ces matières, de les corriger, ou d'appercevoir la vérité à travers ces erreurs.

66. Pour abréger, je désignerai par *quantité animable* la quantité de fluide et le degré de son animabilité.

67. Les animations, produites par des objets qui n'agissent que pendant un moment, s'affaiblissent par degré, si d'autres animations plus fortes ne les font cesser, ou d'autres moins fortes ne contribuent à les affaiblir plus promptement. Si l'on admet l'épuisement uniforme du système (34), les animations doivent s'affaiblir uniformément, c'est-à-dire, par degrés et en raison des temps. D'ailleurs la quantité animable s'affaiblit à cause de ses mouvements et en raison de leur durée ; et elle ne le peut sans que les animations s'affaiblissent dans la même proportion (58); ajoutez que leur vivacité

s'affaiblit successivement , comme la vitesse dans le mouvement des corps visibles, sans abstraction des causes qui la font diminuer.

68. Mais, si l'action des objets était continue, les animations doivent également s'affaiblir par degrés, en raison de la durée de leur action, par les mêmes raisons que ci-dessus, auxquelles il faut joindre la tendance de la substance animable aux modifications habituelles.

69. Les animations deviènent successivement plus faibles, à mesure que la quantité animable, soit partielle, soit totale, s'affaiblit par suite d'une trop forte ou trop longue action des objets : ce ne peut être qu'une conséquence évidente de ce qui a été dit (67, 58, etc.)

De plus, les animations deviènent plus faibles à proportion qu'elles se répètent davantage. Cette diminution de vivacité reconnaît la même cause que celle de l'animation long-temps continuée (68); elle arrive cependant, quoique la quantité animable soit la même; et dans le fait, on peut recevoir par d'autres objets des impressions aussi fortes ou aussi vives que celles qui, par suite, sont devenues faibles, à cause d'une fréquente répétition. D'où il suit

que les sensations sont plus vives, à proportion que l'action de leurs objets est moins souvent répétée.

70. Puisque l'animabilité peut être accrue
ou diminuée partiellement, c'est-à-dire, dans
une des parties du système, il s'ensuit que
c'est son fluide qui jouit de cette propriété ; et
puisque toutes ses parties sont animables plus
ou moins, hors le cas de paralysie, ce fluide
existe évidemment dans tout le système, en
plus ou en moindre quantité, et jouit d'un
degré variable d'animabilité. Il suit en outre,
qu'en prenant les sensations comme autant de
modifications d'une substance intérieure, dans
lesquelles elle souffre des altérations dans sa
quantité et dans sa propriété, altérations qui
ne peuvent arriver sans mouvement, la faculté
à ces modifications ou aux sensations est évidemment l'animabilité. Et comme c'est en
vertu de cette faculté que le système est apte à
percevoir les mouvements divers de celui ou
de ceux dans lesquels il se trouve actuellement ;
à les percevoir proportionnellement à la différence de sa modification actuelle avec les précédentes, de l'actuelle avec la successive ;
cette différence diminuant à proportion que les

objets agissent plus souvent, ou plus long-temps, on conçoit pourquoi les animations ou modifications habituelles sont peu vives.

71. La différence qu'il y a entre les animations ci-dessus (69), est que les premières sont faibles, quel que soit l'objet qui les produise, parce que cette faiblesse dépend d'une diminution de quantité animable : les autres sont faibles par la répétition d'action des mêmes objets. Les animations peuvent donc varier dans leur intensité, par la quantité animable et par l'action successive ou continue des mêmes objets.

De là il résulte que le système peut être épuisé pour tout objet ; cet épuisement est absolu, et doit être distingué de celui pour tel ou tel autre objet qui est relatif.

72. En conséquence de ce qui est dit ci-dessus, et de ce que le système ne perd de son fluide qu'en raison des mouvements, les déperditions doivent être plus considérables dans les premiers moments de l'action des puissances que dans les suivants, et plus les premières fois qu'elles agissent que par la suite. Lorsque nous disons que les déperditions sont en raison des puissances et des durées de leur

action, il faut donc tenir compte de cette différence, ou ne prendre ces puissances, quelles
que soient la nature et la quantité de chacune,
que par les mouvements qu'elles déterminent,
soit la première, soit la seconde ou la ving-
tième fois qu'elles agissent; autrement il faudrait dire, et cela vaut encore mieux, que les
déperditions du fluide sont en raison des mouvements que des puissances quelconques lui
impriment. On sent bien que cette proposition
suppose ces mouvements uniformes, quand
on y fait entrer la considération de leur durée (47).

CHAPITRE III.

De la propriété du fluide nerveux d'animer les parties solides.

73. L'EXISTENCE du fluide nerveux se manifeste par ses deux propriétés (18); nous
avons examiné, en général, les mouvements
qui arrivent en vertu de son animabilité, par
abstraction des mouvements de la substance
blanche du système et de ceux des autres

organes. C'est en vertu de sa proprieté d'être
animé , que nous appercevons , en nous-
mêmes , les effets qui résultent de celle que
le fluide a d'animer les parties solides ; et
c'est par les effets de cette dernière que nous
appercevons , dans les autres , qu'ils sont
animés ; or il est nécessaire que sa première
faculté soit en activité , pour qu'il exerce
l'autre. En effet , le système n'anime les autres
organes , que parce qu'il est animé ; c'est pour
cela que j'appèlerai puissance d'animation , la
cause qui fait que le fluide exerce sa seconde
proprieté.

Mais telle est la complication des phénomènes , que nous sommes forcés de nous borner
ici à la seule considération des effets de cette
propriété dans le système ; et telle est d'un autre
côté la simplicité du principe et du mécanisme
par lesquels tous les phénomènes sont déterminés , qu'on ne peut éviter les répétitions ,
lorsqu'on les examine en particulier sous le
rapport des circonstances qui les différencient,
et d'après lesquelles on les classe.

74. La substance nerveuse ne peut éprouver
un mouvement par l'application d'une cause,
sans que le fluide soit animé , et celui-ci ne

peut être animé sans que la substance nerveuse le soit ; de manière que la sensation est un mouvement qui a pour éléments le mouvement du fluide et celui des filaments nerveux , qui s'excitent réciproquement l'un l'autre. On sent que l'idée de cette fonction serait incomplète , si l'on n'ajoutait pas à ce qui en a été dit , la part qu'y prend cette substance dont le concours est nécessaire à la formation de la sensation qu'on doit regarder comme la résultante de ces deux mouvements.

75. Si l'on met à découvert un nerf dans un corps vivant , le fluide y est animé médiatement par l'application d'un instrument à sa gaîne , et on n'a pas besoin de porter sa pointe jusque dans la propre substance du nerf , pour y occasionner une animation qui serait alors infiniment vive. De plus , il est reconnu par les physiologistes que la juxtaposition des filaments nerveux est une condition pour la sympathie des nerfs ou des organes où ils se rendent ; le mouvement ou l'irritation causée dans un petit nerf peut donc se communiquer à un autre , s'ils sont unis ou juxtaposés avant leur distribution à deux organes. On peut renvoyer, à ce sujet, à l'expérience commune,

tout le monde ayant été dans le cas d'éprouver de la douleur dans quelque partie à la suite des coups ou des chutes. Comme la douleur est une affection de l'animation, si cette animation est produite par l'action médiate d'un corps sur un nerf ; par. exemple, sur le nerf cubital dans les coups au coude, il est clair que le mouvement imprimé à cette partie, est reçu et transmis par la peau et le tissu cellulaire à la gaîne qui renferme la substance médullaire, et par elle à son fluide.

76. Robert Whytt , dans son traité des maladies des nerfs , pour prouver que toute sympathie doit être rapportée à l'entremise du cerveau ou de la moëlle épinière, observe que « lorsque l'on pique quelqu'un des muscles de » la jambe d'une grenouille , la plupart des » muscles de la jambe et de la cuisse entrent » en contraction , même après que l'on a » coupé la tête , pourvu que la moëlle de » l'épine soit restée entière ; mais, lorsque » cette substance médullaire est détruite et » emportée , les fibres du muscle que l'on a » irrité , ont, à la vérité, un faible trem- » blement , mais les muscles environnants » demeurent dans un repos parfait.

L'observation ci-dessus fait voir que le mouvement excité dans un nerf par l'irritation des fibres d'un muscle, se propage jusqu'à la moëlle épinière, et que là il peut se communiquer au fluide ou à la substance qui va former les nerfs des autres muscles qui entrent en contraction.

La substance blanche du cerveau est de même nature que celle de l'épine, et là les nerfs peuvent communiquer les uns avec les autres par la juxtaposition des parties qui leur donnent naissance : du moins cette opinion est fondée sur l'exacte analogie entre la substance blanche du cerveau, et celle de l'épine et des nerfs, et sur les phénomènes nerveux. Il en résulte que le mouvement du fluide peut se communiquer d'un point à un autre point contigu de la masse cérébrale, de la même manière que dans la moëlle épinière ou dans un nerf.

77. Si une cause quelconque détermine une animation suffisante dans un organe, cette animation se propage dans toutes les parties du système, s'il n'y a pas d'obstacles qui l'en empêchent. En effet le fluide est animable par des causes qui agissent sur les extrémités des nerfs et

sur leurs parois , et le mouvement peut se communiquer d'un nerf à l'autre , à cause de la juxtaposition des filaments qui les forment (76). Mais tous les nerfs tirent leur origine du cerveau ou de ses dépendances , et le grand sympathique a des communications nombreuses avec ceux de l'épine : par cette contiguité d'un côté , et de l'autre par la continuité de la même substance avec les extrémités nerveuses, on conçoit comment l'animation occasionnée dans un organe peut se communiquer à tout le système , et peut ainsi devenir générale s'il n'y a pas d'obstacles.

Cette loi des animations peut non seulement se démontrer par l'animabilité du fluide et par l'arrangement apparent des nerfs, mais aussi par les animations elles-mêmes ; et dans les animations très-vives, par les mouvements qui en résultent dans toutes les parties du corps.

78. L'animabilité est en raison composée de la quantité de substance nerveuse, et de la quantité de son fluide. Les organes, en effet, sont sensibles en raison de la quantité des nerfs qui s'y distribuent , et les mêmes nerfs le sont en raison de la quantité de fluide qui y est déterminée ou accumulée , puisque leur quantité

ou leur nombre est le même dans un individu qui, insensible dans la paralysie, est
dans ses dive s états susceptible d'un degré
très-variable de sensibilité. En outre, la vivacité varie suivant les organes où les objets
agissent, et les sensations sont plus vives par
l'organe de la vue que par les autres. Ainsi
en faisant abstraction des autres circonstances,
cette différence de vivacité dépend de ce que
les nerfs optiques sont plus gros que les
nerfs des autres organes, et de ce qu'il y a,
par cette raison, une plus grande quantité de
fluide (63); aussi est-il vrai que, quand on
froisse un gros nerf, la douleur est plus vive
que quand on froisse un petit filet. De plus,
la différence de cette vivacité peut aussi
dépendre des distances du cerveau aux bouts
des nerfs dans les organes; car le mouvement
est plus vif là où l'objet l'excite, et il doit
perdre moins de sa vivacité dans sa communication à l'organe interne, lorsqu'il s'exécute
dans les parties plus proches de cet organe.
D'ailleurs, la différence de la sensation correspondante à celle de la substance blanche dans
le nerf optique, ou de la portion molle du
nerf auditif avec la substance d'un nerf moteur
jointe à la différence de vivacité des percep-

tions, variable suivant la distance du cerveau aux points irrités ; et d'un autre côté, cette proportion constante qu'on observe entre la vivacité des sensations et la force avec laquelle les causes sont appliquées sur les parois des nerfs, nous prouvent que cette substance, par son mouvement, intègre la sensation, et que la vivacité est relative à sa quantité ou masse dans un nerf.

On peut remarquer que la pulpe nerveuse et son fluide se trouvent en plus grande quantité dans les nerfs des organes où l'application des causes ne peut être aussi immédiate, ou en contact, que dans les autres organes ; alors aussi il est nécessaire qu'il y ait plus d'animabilité dans leurs nerfs.

79. Schlichting, dans son mémoire intitulé *De motu cerebri*, qu'on trouve parmi ceux présentés à l'Académie des Sciences de Paris, tom. I. p. 113, rapporte (p. 120) une expérience qui lui fit connaître que le cerveau est susceptible d'un mouvement de contraction ou de palpitation. Après avoir enlevé le crâne d'un gros chien, après avoir écarté les membranes du cerveau et incisé sa portion corticale, il porta un doigt dans l'incision, jusqu'à

la substance médullaire; et, au moyen d'un stylet qu'il poussa dans la moëlle allongée, il excita des convulsions. Il apperçut distinctement que cet organe palpitait autour de son doigt, et qu'il le pressait à chaque convulsion; il apperçut en outre, que les palpitations cessaient avec les convulsions, qu'elles se renouvelaient, augmentaient et diminuaient avec elles, etc.

80. L'irritation que produit le stylet avec lequel on stimule la moëlle allongée ou épinière, ne diffère de l'irritation qu'occasionnent les objets dans les organes des sens, que par sa grande intensité, c'est-à-dire, par la quantité d'animation (58, 63); et si la première excite le mouvement, la palpitation ou constriction du cerveau, la seconde doit y exciter un mouvement dont la différence avec le mouvement ci-dessus doit correspondre aux rapports entre l'intensité de leurs causes, et entre la quantité animable, là où elles agissent. Car quels que soient les objets, et quelque part qu'ils agissent, il n'y a qu'un seul mode d'action; et le cerveau doit être affecté par tous, à un degré très-différent, mais d'une manière semblable.

I.

Une impression vive occasionne un mouvement dans un organe; c'est ainsi que l'iris se
contracte, lorsqu'une lumière vive frappe
l'œil; que la langue exécute des mouvements,
lorsqu'une substance âcre lui est appliquée;
qu'en un mot, l'action des parties organiques
quelconques est accrue, lorsque les agents sont
plus puissants; et on conçoit de même que le
cerveau doit éprouver un mouvement, une
sorte de contraction, lorsqu'il est stimulé par
la puissance des animations; mouvement qui
est toujours en raison de la puissance qui le
détermine. Or, la substance nerveuse est de
même nature que la cérébrale; et puisque cette
dernière est susceptible de mouvement, il n'y a
pas de doute que la nerveuse doive jouir de la
même propriété.

81. Il résulte évidemment de ce qui précède, que le fluide, mu dans un organe externe, excite le cerveau à un mouvement; et
que ce mouvement ne peut s'exécuter sans
que le fluide soit mu. On ne peut donc pas
regarder les nerfs comme des conducteurs
inertes dans les animations; c'est dans leur
intérieur que s'exécutent les mouvements du
fluide, mais leur substance est susceptible
d'impression, de mouvement; et s'il a la pro-

priété d'exciter des mouvements hors du système, il doit aussi, en vertu de cette propriété, en exciter dans la substance cérébrale
et nerveuse. On peut en trouver une preuve
dans ce qui a été dit (39, 75 et suiv.) Les
tremblements nerveux qu'on provoque par le
café fort et pris à grandes doses, et qu'on fait
cesser en suspendant ou en modérant l'usage
de cette boisson, nous prouvent encore que
les particules de la pulpe nerveuse sont susceptibles d'être agacées, et que l'effet de cet
agacement est un mouvement qui leur est tout
à fait particulier ; aussi les sensations s'exé-
cutent-elles avec plus d'aisance et sont-elles
plus vives après le café , parce que son action sur le système se combine avec l'action
qu'exercent les objets des sensations.

82. Le mouvement de palpitation, ou de frémissement des nerfs, est successivement excité
dans leur longueur, d'un bout à l'autre, suivant le mouvement de propagation du fluide.
Ces nerfs ne sont pas animés sans fluide, puisque c'est lui qui les excite; ils ne le sont pas
non plus, lorsque celui-ci y est en repos, étant
habitués à sa présence; il y a, à la vérité, tendance au mouvement, et cette tendance est

toujours proportionnelle à la quantité de fluide ; mais, si les nerfs étaient animés par sa seule présence, ils seraient dans un mouvement continuel et proportionné à sa quantité : or, puisque le mouvement du fluide, quoique presqu'instantané, se propage successivement, leur mouvement doit s'exécuter dans le même sens. Ainsi le mouvement qu'éprouvent ces conducteurs du fluide nerveux, est celui des particules de leur pulpe entre elles, qui, plus vif au lieu où la cause agit (36), se propage rapidement, plus ou moins, d'un bout à l'autre le long des nerfs (37).

Ce sentiment progressif dont il a été question ailleurs (39), vient à l'appui de cette assertion ; et ce que les médecins appèlent *aura epileptica* nous le prouve également.

83. Le fluide étant extrêmement animable, la substance nerveuse, qui ne semble pas susceptible de mouvement apparent, n'a en effet besoin que de très-petits mouvements pour concourir aux animations. Si dans l'état tel que nous le présente l'organisation de l'homme, les nerfs pouvaient exécuter de grands mouvements, il faudrait que leur fluide fût en proportion moins animable, autrement il en

résulterait des inconvénients graves dans l'économie ; car alors les pertes de fluide seraient
excessives, tous les mouvements seraient violents, et l'homme serait continuellement en
butte à la douleur et à la folie.

84. Puisque la sensation est la résultante
des deux mouvements qui s'excitent réciproquement, la durée et l'intensité de la sensation sont celles de ces mouvements ; or, si le
fluide, suivant sa quantité et son animabilité,
fait varier la durée et l'intensité des animations,
la substance blanche doit incontestablement
influer sur ces variations, suivant l'état où elle
se trouve. Et de ces variations on peut tirer
une preuve directe, que le mouvement de la
substance médullaire intègre la sensation avec
le mouvement du fluide.

En faisant abstraction de ces différences qui
dépendent du fluide, même de celles qu'occasionnent les affections de la substance nerveuse, on sait que, dans l'ordre naturel, sa
consistance varie suivant l'âge ; on sait également que la vivacité et la durée des sensations
correspondent à certains degrés de cette consistance. Il est aisé d'appercevoir qu'elle est
plus susceptible d'impression, ou d'être mue,

lorsqu'elle est peu consistante, mais qu'elle ne peut, comme tous les corps mous, prolonger son mouvement, de manière que les sensations sont vives et fugitives. Au contraire, lorsqu'elle a acquis plus de consistance, les sensations sont en proportion moins vives et plus durables ; moins vives, parce qu'elle se prête moins aux impressions ; et plus durables, parce que l'élasticité de cette substance est relative à sa consistance, et la durée de l'animation, ou de frémissement, est relative à cette élasticité. Il ne faut pas cependant induire de là que nous reconnaissions la substance des nerfs comme susceptible d'une élasticité bien marquée ; les phénomènes nerveux nous manifestent cette élasticité à un degré trop élevé pour l'attribuer entièrement à cette masse organique. Les diverses altérations des fonctions intellectives, chez les fous et les imbécilles, qui assez ordinairement sont relatives aux altérations qu'on a observées dans la substance de leur cerveau, viènent à l'appui de ce qui vient d'être dit, et nous font voir que le fluide animé excite cette substance, et qu'il en est excité.

85. Le mouvement de la substance blanche est analogue au changement qu'éprouve le

fluide, puisque c'est lui qui l'excite ; et lorsque c'est cette substance qui est mue primitivement, le fluide en est modifié d'une manière
analogue. Ces deux mouvements, qui se correspondent, qui s'excitent mutuellement, et
qui constituent ensemble l'animation, sont et
doivent être relatifs aux circonstances variables et du fluide et de la substance blanche.
Ainsi donc l'animabilité doit varier selon ces
circonstances ; tels mouvements du fluide doivent en occasionner de tels dans le système,
et réciproquement. Par conséquent la quantité
d'animation, relative à l'intensité de l'objet et
à la quantité du fluide, l'est aussi à la quantité
de la substance médullaire ; et sa vivacité est
relative à l'animabilité et du fluide et de cette
substance. D'après cela, je ne crois pas qu'on
puisse avoir le moindre doute sur la ressem-
blance parfaite entre la quantité d'animation et
la quantité de mouvement dans les corps quelconques.

Mais, si on voulait borner le sens du mot
animabilité à la seule propriété du fluide
nerveux, alors on pourrait regarder, comme
cause qui l'anime, le mouvement de la substance blanche, de même que le mouvement
d'une autre partie solide, que le fluide ne fait

qu'animer l'une et l'autre à leur action ; et les variations qui arrivent, dans les animations, de l'état de cette substance, seraient considérées comme celles qui dépendent de causes d'intensité diverse, ou comme celles qui dépendent des divers états des solides qui agissent ou réagissent sur les nerfs ; car le fluide qui l'anime d'abord en est animé proportionnellement au degré de frémissement dont son état la rend capable. Et d'un autre côté, si on voulait attacher ce mot à la seule faculté de la substance médullaire, l'on pourrait regarder le fluide nerveux comme le moyen, ou l'agent qui la fait entrer en activité. Nous entendrons cependant, par substance animable, le fluide, la masse blanche et leur propriété de s'animer mutuellement ; c'est aussi par la propriété de ces deux êtres qu'on peut expliquer les phénomènes et leurs variations d'intensité et de durée, etc., selon, d'une part, la quantité du fluide et le degré de son animabilité, et de l'autre, selon la quantité et la mobilité de la masse blanche. Effectivement, la durée des mouvements nerveux est en raison inverse de leur vivacité ; une longue durée a plus de rapport à une plus grande quantité de fluide et à une plus grande consistance des nerfs ; et la vivacité et la brièveté des sensations ont plus de rapport à une moindre quantité de fluide et à une moindre consistance de la substance cérébrale et nerveuse. D'où l'on voit que, relativement à la fonction de cette substance, l'animation doit même varier, suivant la quantité de fluide ; car, lorsqu'il s'y trouve en petite quantité, il ne peut pas l'exciter long-temps, et celle-ci ne peut pas, par son mouvement, entretenir long-temps le mouvement du fluide, etc. C'est par la même raison que, dans les maladies nerveuses, la faiblesse ou la force, et le désordre des mouvements, provenant de l'affection du système, correspondent aux relations de la quantité du fluide avec la nature et le degré de l'affection.

Enfin, si l'on considère la double propriété du fluide relativement aux divers états des parties solides, autres que celles du système nerveux, on apperçoit que la durée, la force et la vivacité des animations, se proportionnent à l'état de ces solides qui doivent agir et réagir sur le système en raison de leur élasticité ou de leur mollesse, de leur ton ou de leur relâchement, etc.; ces circonstances, variables et extérieures au système, nous les prenons comme des causes d'animation plus ou moins intenses, et capables d'agir plus ou moins long-temps.

86. Il me semble que, d'après cet exposé, qui sert de complément aux chapitres précédents, on peut se former une idée plus précise de l'animabilité ; on le peut, dans l'exercice régulier des fonctions, par les variations qui y arrivent à cause des changements d'état que peuvent éprouver et le système et les autres organes. Dans l'ordre naturel, l'animabilité varie d'un système à l'autre (56); et quoiqu'il soit possible que le fluide nerveux puisse un peu différer dans sa nature, soit primitivement, soit accidentellement, et que cette différence originelle ou accidentelle en occasionne une dans les degrés de ses propriétés (18) ; nous l'avons envisagé néanmoins comme identique dans tous les systèmes, et nous nous sommes bornés aux variations qui résultent de celles de sa quantité relative, de l'organisation plus ou moins parfaite de la masse blanche, et de ses altérations naturelles ou maladives ; et nous avons vu (57) que l'animabilité est relative à la grandeur de l'organe cérébral, et à l'activité de son pouvoir (61), comme la quantité et la qualité des produits d'un organe sécréteur, sont

relatives à son volume, à l'abondance ou à la vitesse avec laquelle le liquide y aborde, à la qualité et à la quantité de matière à sécréter dont ce liquide est imprégné, et à l'activité et à la manière dont l'organe sépare cette matière.

Une foule de circonstances font varièr la quantité du fluide ; d'autres font varier l'état de la substance blanche ; et lorsque cela arrive à-la-fois, soit dans tout le système, soit dans quelqu'une de ses parties, la vivacité, la force et la durée des mouvements, généraux ou partiels, s'éloignent plus ou moins de leur terme moyen. L'activité et la langueur des fonctions peuvent, dans quelque maladie, s'alterner l'une en raison directe de l'autre, et à un point extrême, même dans un temps assez court. Ce phénomène annonce une altération, quelle qu'elle soit, dans la partie solide du système, ou la présence de certaines causes qui troublent ses fonctions ; mais il dépend immédiatement de l'accumulation et de la consommation alternative du fluide nerveux. Et si à tout cela on ajoute que, quand un ordre de fonctions, une espèce même s'exécute puissamment, les autres languissent à proportion, parce que la quantité extraordinaire de fluide, qui concourt

à l'exercice d'une fonction, diminue à proportion celle qui est nécessaire aux autres organes, pour qu'ils aient leur activité ordinaire ;
il en résulte que notre âme, aux yeux du médecin, du métaphysicien et du législateur philosophe, est cet être qui réside dans tout le
système nerveux, et d'où il se répand dans
des quantités différentes, dans tous les points
du corps, cet être qui agit suivant des lois
mécaniques, et dont les phénomènes, ceux de
la vie, présentent partout des différences qui
dépendent de sa quantité variable et de sa faculté, de la nature et de l'intensité des causes
qui l'animent, de la nature et des circonstances
variables de tous les organes.

87. Il suit que nous pouvons maintenant
substituer, dans l'expression de la loi des animations (16), au lieu de l'animabilité du fluide,
la substance animable qui, comme nous l'avons
dit (83), nous désigne à la fois le fluide, la
masse blanche, leur propriété animable, et
celle de s'animer mutuellement ; ou ajouter
aux deux circonstances susdites (16), le concours de la mobilité particulière des nerfs, et
même de la faculté organique des parties qui
constituent les organes des sens, si on ne vou-

lait pas regarder leur mouvement comme cause qui anime leurs nerfs.

Ainsi, en physiologie et en idéologie, nous pouvons donc concevoir la sensibilité comme une propriété animale appartenant exclusivement à la substance nerveuse, et attribuer au fluide nerveux la fonction de l'âme, celle de mettre en activité la faculté de la substance blanche, en vertu de laquelle faculté l'animal sent les causes ou les mouvements du fluide qu'elles excitent ; ce qui s'appuie de l'observation des faits et des raisons même sur lesquelles des théologiens ont fondé l'admission et la distinction des deux âmes.

CHAPITRE IV.

Apperçu général sur les fonctions internes.

88. LA vie animale est l'animation résultante de l'activité de tous les organes, et embrasse les fonctions des organes externes, des internes et du système musculaire, lesquelles peuvent être excitées ou peuvent varier par

des causes appliquées aux extrémités des nerfs ou à leur origine dans le cerveau, à quelque point de leurs trajets, à la moëlle épinière ou à des ganglions. Il est aisé de voir que l'objet de l'idéologie s'étend à ces trois genres de fonctions, puisque la sensation externe, le desir, la passion et la détermination volontaire en font partie.

Les métaphysiciens se sont occupés plus particulièrement des sensations externes, et les médecins des internes. Ces deux ordres cependant s'influencent réciproquement d'une manière trop marquée pour pouvoir envisager l'un sans l'autre (*g*). Tous les deux ne sont que

---

(*g*) Cette influence réciproque des deux ordres de sensations ou impressions, et la nécessité indispensable de les connaître tous les deux, lors même qu'on n'en considère qu'un seul, ont été bien senties par M. Cabanis ; on peut dans son ouvrage même voir la force, la justesse et l'étendue de ses observations qui y sont relatives , et se convaincre de la grande influence réciproque de ce qu'on appèle physique sur ce qu'on appèle moral de l'homme; influence qui n'est si grande que parce que le système nerveux anime continuellement tous les organes et en est animé, que parce que cette influence est celle que le physique exerce sur le physique, quels que soient la structure particulière des

deux ordres de fonctions d'un seul système qui les exerce en vertu d'un seul principe et d'après les mêmes lois ; et d'un autre côté, la différence, soit générique, soit spécifique des sensations, dépend de la diverse quantité de fluide et de substance nerveuse, de l'organisation qui permet à telle ou à telle autre cause d'exercer son action sur les nerfs qui entrent dans la composition des organes, de la disposition des premiers, et de l'aptitude des derniers à tel ou à tel autre mouvement.

Je crois, en conséquence, qu'un apperçu général et succint des fonctions internes n'est pas inutile pour ceux à qui ces connaissances ne sont pas familières ; il servira à nous prouver que l'objet du métaphysicien est le même que celui du physiologiste, et que la connaissance des rapports sous lesquels il a été envisagé par chacun d'eux séparément, est également utile, indispensable même au médecin et au philosophe.

89. Le corps animal se compose de parties

organes, leur position et le moyen par lequel ils se communiquent réciproquement la vie, dont les variations dépendent de causes toutes physiques, et sont conformes à la loi (58).

solides, de liquides et de fluides ; et nous avons vu que la fonction d'une partie est l'action qu'elle exerce dans le tout, d'après son organisation particulière. La fonction d'une partie annonce la vie de cette partie ; et comme toutes ensemble, elles constituent le corps animal ; toutes les fonctions prises ensemble constituent la vie du corps.

90. On ne remarque dans l'être organisé et vivant que matière et mouvement. La possibilité de ce mouvement dépend de l'organisation particulière de cette matière ; c'est en effet, de la diversité de matière et d'organisation que résulte, dans les solides, la disposition particulière à chacun, à telle fonction ; et c'est de leur connexion que résulte la possibilité du mouvement total, c'est-à-dire, de la vie.

Il suit de là, que toute fonction suppose l'organe et la faculté en vertu de laquelle il l'exerce ; et, d'un autre côté, qu'un organe donné de faculté, serait sans fonction ; car il ne pourrait point exercer d'action, s'il n'en avait pas la puissance ; en le supposant sans faculté, il cesserait même d'être un organe.

91. Toute fonction exige la faculté dans

l'organe, et le moyen propre, pour qu'elle puisse s'exercer. En effet, un organe ne peut point exercer de fonction, s'il n'en a pas la puissance; il est de fait que les poumons ne peuvent point digérer, pas plus que les yeux ne peuvent percevoir les sons, ou les oreilles la lumière, etc. Mais, pour que les poumons puissent exercer la fonction de respirer, il faut de l'air, comme des aliments à l'estomac; une faculté, pour être exercée, exige donc des moyens propres à cet effet.

Ainsi, de la faculté sans le concours du moyen, et *vice versâ*, ne pouvant pas résulter d'effet, le moyen propre est donc nécessaire à l'exercice de la faculté, et celle-ci l'est pour que le moyen puisse servir à cet exercice.

92. Puisque la faculté de l'organe et le moyen propre sont nécessaires pour qu'une fonction s'exécute (91), il s'ensuit qu'en ajoutant aux circonstances de la loi (16, 87), ou en substituant à l'une d'elles celle qui consiste dans l'aptitude de chaque organe interne à son mouvement, on aura la loi d'après laquelle s'exercent les fonctions internes; on peut donc leur appliquer ce qui a été dit des animations. D'après cette loi on peut non seulement se

faire une idée du mécanisme des fonctions,
mais aussi déterminer leur nature et leur énergie, en déterminant la nature et le degré de la
faculté organique, la quantité du fluide nerveux, la nature et la force du moyen qui
fait fonction de cause qui l'anime.

Il en résulte que les fonctions, comme la
quantité des animations, doivent varier suivant
la même loi (58), et suivant que les facultés
des organes y coopèrent dans des proportions
différentes. Dans la circulation, par exemple,
les organes avec leur faculté et le sang sont
essentiellement nécessaires; mais il est également nécessaire que cette circulation s'opère
sous certaines conditions; car le trop ou le
trop peu de vitesse, les variations dans la quantité et dans la qualité du sang, et celles qui
peuvent survenir à l'influence du fluide nerveux sur les mouvements de ces organes, al-
tèrent cette fonction.

Pour appercevoir cette vérité, il n'est pas
nécessaire d'avoir recours à l'état pathologique
des organes internes, comparé avec leur état
ordinaire; l'expérience journalière la fait voir
par les variations d'intensité de leurs fonctions,
dans l'inanition et après le repas, et dans
l'usage qu'on fait de telle ou telle autre sorte

d'aliments. On sait en effet que les aliments
excitants impriment plus d'activité aux fonctions, et que le sang excite plus vivement les
nerfs du cœur et des artères, parce que la matière nourricière participe de la qualité des
aliments, qu'elle conserve pendant un certain
temps après sa conversion en ce liquide ; la
circulation prend alors plus de force, et anime
plus vivement le système nerveux. Il est visible
que les aliments et les propriétés qu'ils communiquent aux liqueurs animales, produisent
intérieurement des effets qui varient, selon la
même loi que ceux produits extérieurement
par les objets d'intensité différente (58).

93. J'ai ici désigné par *moyen* ce qui est
nécessaire à la conservation des forces animales ou du mouvement, parce que celle-ci
peut être regardée comme une fin, et que tout
ce qui est nécessaire et tout ce qui peut concourir à atteindre cette fin, doit être regardé
comme moyen. Mais ces moyens sont internes,
tel que le sang pour les organes de la circulation, etc., et externes, tel que l'air pour les
organes de la respiration, etc. Et de même
que la faculté des organes de la digestion ne
peut être exercée sans aliments, c'est-à-dire,

que ces organes ne peuvent sécréter la matière
nourricière des aliments, sans aliments ; de
même le foie ne peut sécréter la bile du sang,
sans que le sang aborde dans cet organe, etc.
D'où l'on voit que les moyens doivent être
nécessairement propre à la nature des facultés,
pour qu'elles puissent s'exercer, car le sang
pour les organes de la respiration, et l'air
pour ceux de la circulation, ne sont point
convenables : en conséquence, leurs facultés
ne peuvent s'exercer, et l'animal périt.

94. L'aptitude à telle fonction résulte de la
nature des parties organiques et de la manière
dont elles sont disposées dans la composition
d'un organe ; sans cette aptitude, ce ne serait
pas un organe. Ainsi donc, la faculté supposant
l'organe, et *vice versâ*, il est superflu d'employer dans la suite ces deux mots à la fois.

95. Les organes, pour exercer leurs fonctions, exigent immédiatement ou médiatement
des moyens extérieurs. En effet, les organes
de la respiration ne peuvent exercer leur fonction sans air atmosphérique ; il leur faut immédiatement de l'air.

En second lieu, les autres organes exigent
médiatement des moyens extérieurs ; car, pour

que la circulation du sang puisse s'opérer dans
les poumons , il faut que cet organe soit alternativement dilaté et comprimé ; mouvements
qui ne peuvent se produire sans que l'air ne soit
inspiré et expiré : ensuite , la circulation dans
tout le reste du corps ne peut se faire pour les
usages auxquels elle est destinée, si la circulation pulmonaire ne se fait point , et si le sang
ne subit point dans cet organe des changements
par la sanguification du chyle , etc. L'air donc ,
immédiatement nécessaire à la respiration, à
la sanguification , au dégagement et à l'expulsion de ce qui est devenu nuisible dans le sang ,
à l'absorption de ce qui est nécessaire à la
sécrétion du fluide nerveux , et nécessaire au
sang pour qu'il l'animât aux extrémités nerveuses , est médiatement nécessaire aux organes de la circulation. En outre , l'addition du
chyle au sang étant nécessaire pour réparer les
diminutions souffertes , à cause des sécrétions
et des excrétions, pour que cette addition du
chyle s'opère , il faut que la digestion se fasse ,
et pour cela , que l'animal prène des aliments ;
il est clair que les aliments, qui sont des
moyens extérieurs , sont nécessaires à la circulation , moyennant la digestion.

D'où l'on voit que , si les organes de la circulation ont besoin d'air par la respiration , et

d'aliments par la digestion , les organes sécrétoires ont aussi besoin de ces moyens médiatement. Le système nerveux exige des
moyens extérieurs , médiatement par la circulation du sang , par conséquent par la respiration et par la digestion , et immédiatement des
objets qui animent les organes des sens, etc.

96. Les moyens internes exigent donc des
moyens externes pour en être réparés , et
pour servir dans l'économie. La nécessité médiate et immédiate des moyens externes, pour
l'exercice des fonctions (95), nous démontre
que les fonctions dépendent, d'abord les unes
des autres , et toutes des moyens tant internes
qu'externes. En effet, tous les organes sont
dans une dépendance réciproque, relativement
à leur existence, et à l'exercice de leurs fonctions ; ils s'entr'aident mutuellement pour
concourir ensemble à entretenir la vie : d'où
l'on voit l'un des rapports qui lient l'existence
de l'animal avec ce qui existe hors de lui , et
la source naturelle de son droit à tout ce qui
lui est nécessaire.

97. Si l'homme ne prend point d'aliments ,
il dépérit et finit ensuite par périr. Les aliments
lui sont donc nécessaires, afin de pourvoir aux
déperditions souffertes , ainsi qu'à l'accroisse-

ment depuis sa naissance, jusqu'à une certaine époque de sa vie. Les nouvelles additions de la partie nourricière des aliments aux diverses parties, opérées d'une manière analogue à leur conformation respective, ne sont et ne doivent pas être les premières à être perdues et renouvelées ; et par conséquent, par succession des temps, le même individu n'est plus un composé des mêmes particules : effet de la circulation de la matière. Ainsi, si l'homme périt faute de se renouveler par les alimens, partiellement et à proportion des déperditions souffertes ; et si, par ces renouvellements successifs et journaliers, il n'est plus le composé des mêmes particules ; au bout d'un certain temps il se trouve entièrement constitué de ces moyens externes animalisés. On peut de même voir que l'air est un moyen extérieur, et que sans la respiration, ou sans les produits de cette fonction, l'homme périrait plus promptement que par le défaut des produits de la digestion. D'où il suit que ces moyens lui sont essentiellement nécessaires, et que le système animal dépend entièrement des moyens externes, c'est-à-dire, de la matière qui lui est d'abord étrangère, et qu'il s'approprie. Ce qui vient d'être dit est d'une vérité constante et palpable , quoique ce ne soit pas d'accord avec ce qu'on débite sur la fin et la destination de l'espèce humaine.

98. Si les organes qui ont besoin immédiatement de moyens externes étaient lésés, les fonctions de ceux qui en ont médiatement besoin, seraient altérées, et réciproquement; et ce, à proportion que les produits ou résultats des fonctions sont plus nécessaires, et d'un usage plus fréquent. En effet, les organes de la respiration sont indispensablement nécessaires à la vie; s'ils étaient lésés, la vie ou toutes les fonctions seraient altérées. Et comme les fonctions de ces organes et de ceux de sa digestion exigent immédiatement des moyens externes ; leurs lésions seraient suivies d'altérations dans les fonctions des organes qui ont besoin médiatement de ces moyens.

En second lieu, les organes de la circulation ne peuvent éprouver de lésions, sans que la vie soit altérée ; et lorsque la vie l'est, les fonctions de tous les organes le sont également (89) etc. Lors donc que les organes, dont l'activité exige médiatement des moyens externes, sont lésés, les fonctions de ceux qui en ont immédiatement besoin, éprouvent aussi des altérations.

Enfin, les produits ou les résultats des fonctions étant plus ou moins, mais tous nécessaires dans l'économie, et la vie étant la fonction composée de toutes, elle doit être altérée ou détruite, selon que la fonction, altérée ou détruite, lui est plus ou moins essentielle ; c'est-à-dire, que les autres fonctions le seront en raison de la nécessité pour la vie, de celle supposée altérée ou détruite.

99. Les fonctions peuvent être altérées par la qualité et la quantité des moyens, et peuvent être éteintes par le manque de moyens propres et nécessaires ; et en général, elles peuvent être altérées ou anéanties, soit par défaut d'action des causes nécessaires, soit par la quantité d'actions trop faible ou excessive de ces causes ; soit enfin par l'action des causes contraires à la conservation des parties constitutives, ou à la continuation du mouvement vital. Il est aisé de voir que ces dernières éteignent ou suspendent les fonctions, en empêchant le concours de la faculté de l'organe ou du fluide nerveux, ou de l'autre circonstance (92, 87, 19). Toutes les parties du corps peuvent être lésées ou affectées par des causes externes et internes ; et, comme ces parties affectées ne font pas, ou

font mal leurs fonctions, en raison de la lésion soufferte, les dangers pour la vie sont alors en raison des lésions des organes, et de la nécessité de leurs fonctions.

D'où il suit que, si les causes externes peuvent léser les parties animales, elles peuvent aussi porter atteinte à la vie, ou empêcher que l'individu ne se conserve conformément aux lois de son économie.

100. La faculté, ou aptitude à une fonction, peut être altérée ou détruite par la lésion des parties organiques, et peut rester dans l'inaction, par défaut de moyen propre. Si les organes peuvent être lésés, et qu'ensuite ils ne fassent pas, ou fassent mal leurs fonctions, il n'y a pas de doute que leur aptitude en est altérée ou anéantie suivant la nature et l'intensité de ces lésions. De plus, si l'organe, pour exercer sa fonction, exige le moyen propre, cet exercice ne peut s'effectuer sans ce moyen, dont le manque peut occasionner l'inaction d'un organe. On voit de là, que conformément à la loi (92), une fonction ne peut s'exécuter lorsque la faculté ne peut y coopérer, à cause d'une lésion de l'organe, et lorsque l'agent nécessaire ne peut la mettre en activité.

101. **Les moyens** propres à l'exercice des fonctions sont aussi nécessaires à cet exercice, que les organes. En effet, les fonctions peuvent être altérées ou éteintes par les affections des organes, et par défaut de moyens appropriés ; et une fonction ne pouvant pas s'exercer sans faculté, ni sans moyen ; l'animal périssant par la perte de la faculté des organes de la circulation, de la respiration, etc., de même que par la perte du sang, par défaut d'air, etc., les moyens propres à l'exercice des fonctions, sont donc aussi nécessaires à cet exercice que les organes : ce qui est conforme à la loi (92).

102. Il est donc visible que les moyens ont deux usages bien marqués dans l'économie, dont l'un est celui de concourir avec la substance animable à la détermination des fonctions (92), et l'autre, celui de servir à la réparation des pertes que le corps éprouve continuellement. Ils agissent dans les divers organes, comme les objets des sensations externes agissent sur les organes des sens ; et sous ce rapport on voit que ces moyens sont les agents qui animent les extrémités des nerfs dont le fluide donne aux parties organiques l'activité

nécessaire pour qu'elles agissent selon leur nature et leur disposition ; mais l'action des premiers est suivie de résultats qui diffèrent, comme on le sait, de ceux des autres ; et on apperçoit que les organes des sens servent à connaître ces moyens ; que les organes du mouvement servent à s'en procurer la jouissance ; que les uns et les autres contribuent à fournir aux organes internes les moyens d'exercer leurs fonctions ou les agents des animations internes, et réciproquement que ceux-ci, par les produits de leurs fonctions, contribuent à entretenir l'aptitude aux fonctions des autres, ainsi que d'eux-mêmes. D'où l'on voit que ces moyens subissent une sorte de circulation suivant qu'ils animent successivement les organes, qu'ils servent aux réparations des fluides, des solides, et qu'ils rentrent ensuite dans la circulation générale de la matière. On y voit également que tous les organes exercent des fonctions qui toutes concourent à la conservation de l'animal.

103. Il n'y a que deux systèmes qui exercent d'eux-mêmes une influence générale ; ce sont le nerveux et le sanguin, dont les parties ont, dans chacun, un foyer commun. Les organes

de la digestion, de la respiration, des sécrétions et de la locomotion, n'exercent de fonctions que par l'influence des deux systèmes, et pour fournir à ceux-ci les moyens de produire immédiatement la vie. Un organe cependant peut exercer une influence particulière ou générale, comme cela est prouvé par les phénomènes sympathiques ; mais il est toujours vrai que ce n'est que par l'intermédiaire de l'un ou de l'autre de ces deux systèmes.

Nous avons vu que la vie résulte essentiellement de leur influence réciproque. En effet, l'action de l'un peut être réciproquement augmentée, affaiblie, suspendue et éteinte par l'action de l'autre ; c'est-à-dire, que l'un peut médiatement subir ces changements dans ses fonctions par les causes qui en occasionnent de semblables dans les fonctions de l'autre. On en trouve des exemples dans la colère, dans la grande joie, en un mot, dans toutes les grandes animations, et réciproquement dans le délire occasionné par la violence de certaines fièvres, etc. On sait que la cessation des fonctions de l'un est nécessairement suivie de la cessation de celles de l'autre, comme dans la mort causée par l'hémorragie, ou par la section de la moëlle allongée par une forte compression de la masse cérébrale, etc.

104. Ainsi, donc la vie n'est qu'un résultat de la loi (92), et par conséquent, dès que le sang ne concourt plus à la production de cet effet, celui-ci doit cesser. Mais, dès que la substance animable cesse d'y concourir, la vie s'éteint également (19). La différence qu'on observe entre l'influence de ces deux systèmes sur la vie, par rapport au temps, provient de la nature des systèmes et de leurs fluides, et elle est bien loin d'infirmer la loi susdite. Car, si le cœur cesse de se contracter, le sang n'est plus poussé dans le système artériel ; mais, si le cerveau cesse ses fonctions, le fluide des nerfs n'est pas aussitôt détruit, et ne perd pas sur-le-champ ses propriétés ; le cerveau peut donc rester dans l'inaction, et ce fluide continuer à coopérer aux mouvements des organes, tant qu'il y existe et qu'il y est animé.

Dans le fait, la compression des troncs artériels arrête sur-le-champ la circulation dans un membre ; mais la compression des gros nerfs ne le rend pas aussitôt insensible (12). Dans le membre amputé, dès que les vaisseaux sanguins sont coupés, la circulation est anéantie par la perte du sang. Au contraire, le fluide nerveux donne des signes de sa présence, pendant quelque temps, dans les parties séparées du tout, lorsqu'elles sont stimulées ; comme on l'observe dans le cœur, séparé des gros vaisseaux, dans les animaux vivants, etc. De plus, la foudre ou la commotion électrique tue l'animal sur le champ ; le fluide nerveux y est promptement consumé, et la mort suit immédiatement. Il est donc évident, que la vie cesse, dès que l'un ou l'autre de ces deux fluides est détruit ; elle résulte donc immédiatement de leur existence et de leur action.

105. Toute faculté doit être déterminée à l'activité, par une cause. Car la faculté d'un organe ne désigne que son aptitude à tel effet ; et tout effet suppose une cause qui le détermine. Si une faculté pouvait entrer en action d'elle-même, il faudrait supposer que le système serait doué d'une propriété qui fait de lui une exception à la loi générale, de persévérer dans l'état de repos ou de mouvement, si des causes ne s'y opposent pas, ou une exception à la loi des fonctions (92).

106. Il suit de là que les organes sont déterminés aux fonctions par le fluide nerveux qui est lui-même excité à exercer sa propriété d'animer ces organes (73) ; car la puissance qui les met en jeu ne peut être que, ou celle des

moyens nécessaires (102), ou celle du fluide nerveux. Cependant, sans ce fluide, il n'y a pas de raison de supposer que la puissance des moyens puisse agir dans ces organes autrement que celle d'un liquide dans une machine artificielle ; et, d'un autre côté, la puissance nerveuse ne peut donner de l'activité à leurs facultés, sans une cause qui l'y détermine (92), le système nerveux étant aussi passif dans ses fonctions que les autres systèmes. Il est reconnu, en effet, que la contractilité est mise en action par le fluide nerveux. Or, les mouvements volontaires sont déterminés par la puissance d'une ou de plusieurs animations, et toute animation est occasionnée par une cause (16).

Nous avons vu que ce fluide se distribue dans tous les organes, et qu'il est animé là où les forces agissent. Dans les organes de la circulation, il est animé par le sang, et le mouvement, dont leur structure les rend capables, doit s'effectuer de la même manière que le mouvement d'un muscle, par un stimulant qui lui est immédiatement appliqué : la preuve en est que la circulation s'opère avec plus de force, soit parce que le sang devient plus stimulant, soit parce que le fluide nerveux est déterminé en plus grande quantité dans ces organes. On peut en dire autant de l'activité des organes sécrétoires que de ceux de la circulation, activité que ce fluide excite dans tous, étant lui-même excité par la puissance des moyens internes, nécessaires à l'exercice de ces fonctions. On peut aisément concevoir ce qui vient d'être dit, en réfléchissant que les fibres musculaires entrent en contraction par un stimulant, mais tant qu'il y a un peu de fluide nerveux ; les moyens internes agissent de même dans les organes, et leurs fonctions résultent du concours d'une certaine quantité animable et de ces agents, conformément à la disposition particulière de chacun. Ainsi, dans les corps vivants, tout se réduit à la matière animalisée et au mouvement.

107. On peut donc, sans être médecin, se former une idée générale de ce qui a été exposé jusqu'à présent, relativement aux fonctions, en concevant, 1° que la vie est une fonction composée, et résultante du concours de la substance animable et des puissances qui l'animent à l'extérieur du corps et à l'intérieur ; 2° que les différences des fonctions dépendent de la quantité de cette substance, de la nature

I.

et de l'intensité des agents, et de la disposition particulière à chaque organe ; 3° que la fonction composée peut subir des variations à la suite de celles que peut éprouver chacune des composantes, puisqu'elles sont toutes liées et dépendantes les unes des autres, et que l'altération qui survient dans un organe se communique à tout le système (77) ; 4° que la fonction composée, ou quelques-unes des composantes, est altérée par tout ce qui introduit des changements, soit dans la quantité et dans l'animabilité du fluide, ou dans l'ordre naturel de sa distribution dans les organes, soit dans la qualité et dans la quantité des moyens ; 5° que le cerveau perçoit ces altérations relativement à l'état de bien-être, et doit percevoir l'affaiblissement et l'augmentation des effets, comme dépendants de l'insuffisance ou de la privation des moyens dans le premier cas, et de leur activité dans l'autre.

CHAPITRE V.

Des Sensations simples.

108. **N**ous avons dit que, par sensations *simples*, nous entendions désigner celles qui sont occasionnées par une seule cause, ou simple qualité (27); telles sont, par exemple, les sensations produites par une couleur, par une odeur, par la chaleur, etc., considérées chacune comme de simples mouvements, ou modifications du fluide dans les nerfs des organes; et comme les animations varient selon les organes où elles sont excitées, on pourrait distinguer autant d'espèces d'animations simples qu'il y a d'organes externes, en les bornant toutefois aux seuls rapports qu'a le système avec les objets extérieurs, ou en n'envisageant ses fonctions que relativement à la perception de ce qui peut agir à l'extérieur du corps.

109. On peut remarquer que les animations, considérées comme des mouvements percep-

tibles par l'organe cérébral, ne sont pas proprement simples, ou elles cessent bientôt de
l'être ; elles ne le sont qu'au moyen de l'analyse, et par abstraction de ce qui peut les
composer. Ainsi, tant qu'un objet le plus
simple cause une animation, et que l'organe
cérébral ne perçoit que cette animation, elle
peut être regardée comme simple, tant à l'é-
gard de l'objet que du système ; mais, si on
perçoit l'animation, sa cause, l'organe externe,
le lieu d'où elle agit, la distance de ce lieu à
l'organe, ou la partie de cet organe, qui exige
que la cause soit en contact pour l'animer, et
si la perception de cet objet est distinguée des
perceptions précédentes ou des simultanées,
il est évident que l'animation serait une composée de celles que déterminent l'objet, l'organe, le lieu, la distance, et la différence de
l'animation actuelle, avec d'autres éprouvées.
Une animation, donc, est simple, lorsque sa
cause l'est, tant qu'elle est seule et que l'organe
cérébral perçoit le mouvement qui la constitue,
sans le différencier des autres déjà éprouvés.

110. Les animations simples peuvent, chacune dans leur espèce, varier d'intensité ; il
n'y a, sous ce rapport, qu'une simple applica-

tion à faire à ces animations de ce qui a été exposé au chapitre II , et j'évite ainsi les répétitions. On peut faire de même une application semblable aux animations simples, sous le rapport d'espèce, et appercevoir les différences de vivacité entre les espèces , en raison de l'animabilité des organes ; différences qui peuvent être naturelles, telle que celle entre l'organe de la vue et celui de l'odorat; et acquises par l'exercice préféré d'un ou de plusieurs organes, telle que celle entre l'organe de l'ouïe chez le musicien, du toucher et de l'ouïe chez l'aveugle, de la vue chez le sourd et muet, etc.; et ces mêmes organes chez ceux qui, ou les exercent tous indistinctement, ou exercent préférablement les autres. Si, au lieu d'être partielles , ces animations étaient générales (27), telles que celles causées par certaines odeurs chez une femme délicate , par l'ammoniaque flairé avec force ou pris intérieurement, par une liqueur spiritueuse prise à jeun, et sans y être habitué, etc., on trouverait que leur vivacité suit constamment les mêmes variations de la quantité animable totale (56. 58.). Dans ces différences des animations simples entre elles, partielles ou générales, il faut faire entrer celles qui dépendent de leur continuation ou de leur répétition successive (68, 69).

111. Je n'ai point en vue d'examiner les sensations ou les idées chacune en particulier ; de remonter à leur origine, et de voir comment les simples et les composées se forment : des auteurs célèbres ont traité cet objet d'une manière lumineuse (*h*), et mon but est de les considérer uniquement sous le rapport mécanique. Ainsi, je suppose comme faite l'application susdite (110), et je passe aux lois des variations que ces animations simples subissent relativement à l'identité et à la succession des temps dans lesquels elles sont occasionnées.

112. Le système peut être animé par des causes diverses, et les animations qui en résultent sont, ou des *simultanées*, c'est lorsqu'elles s'exécutent à la fois ; ou des *successives*, et c'est lorsqu'elles arrivent les unes après les autres.

Il est de fait que le système est animable simultanément par des causes dont l'action

---

(*h*) On peut là-dessus consulter le traité des sensations de Condillac, et l'idéologie de Desutt-Tracy.

s'exerce sur divers organes ou sur le même ;
comme , par exemple , par un objet visible
et par un sonore , par plusieurs couleurs ,
ou par plusieurs sons, etc., etc. D'ailleurs,
les animations sont des effets et doivent être
simultanées, si leurs causes agissent en même
temps. Et comme elles diffèrent des successives, et que l'on peut trouver dans cette
différence la raison mécanique de la réflexion,
du jugement, etc., j'ai cru nécessaire de considérer les animations physiques simples sous
le rapport de l'identité et de la succession des
temps dans lesquels les forces agissent, ou
les animations s'effectuent dans le système.

113. La quantité d'une animation varie suivant le nombre d'objets simultanés ; c'est à
dire , qu'elle est plus ou moins faible selon
que le nombre de ces objets est plus ou moins
grand. Car, la substance animable (86) a une
quantité déterminée dans chaque système, et
ne peut pas recevoir en totalité l'impression
d'un objet en même temps qu'elle recevrait
en totalité celle d'un autre, et la même quantité ne peut pas éprouver ou exécuter divers
mouvements à la fois, à moins que ces mouvements ne se confondent et ne composent

une seule animation, ce qui serait différent. Ainsi, la quantité totale doit être partiellement animée par des objets simultanés, et les quantités partielles animées par chacun d'eux seraient égales s'ils agissaient avec des forces égales.

De là il suit que la quantité partielle doit être plus faible à proportion que la totale est animée par un plus grand nombre d'objets. Les quantités d'animations proportionnelles aux quantités animables (52 , 63 , 78 , 85), doivent donc être chacune en raison inverse du nombre d'objets simultanés. Aussi voit-on constamment la faiblesse des animations simultanées et égales se proportionner au nombre de leurs objets.

114. Les animations simultanées sont plus faibles que les mêmes animations lorsqu'elles sont successives, et ce, en raison du nombre des simultanées. En effet, les quantités d'animation diffèrent par les quantités animables (53 , 58), et ces quantités variant en raison du nombre des animations simultanées (113), il s'ensuit que la même force doit occasionner une animation plus considérable en agissant seule, que celle qu'elle produirait simultané-

ment avec d'autres forces , et d'autant plus que le nombre des simultanées est plus grand.

Ainsi , la quantité animable totale se partageant dans l'action de plusieurs forces simultanées , chacune de ces forces doit nécessairement produire un effet plus faible ; et la faiblesse de ces animations étant en raison de leur nombre, il est clair qu'elle doit être moindre dans les animations successives que dans les simultanées.

115. Si plusieurs forces inégales et simultanées animent le système , les animations produites par les plus faibles varient d'intensité en raison de la vivacité de l'animation plus forte. Puisque les quantités partielles de la substance animable ou les quantités d'animation sont égales, lorsque les forces simultanées sont égales , si une de ces forces était plus énergique , elle animerait une plus grande quantité de cette substance. Plus donc un objet agirait énergiquement , plus la quantité animée serait considérable , et d'autant moins il y en aurait d'animée par l'action faible d'autres simultanés. Ainsi, les animations étant proportionnelles aux forces (45), et d'un autre côté leurs vivacités l'étant aux quan-

tités animables (63) les animations produites par des forces faibles , conjointement avec une énergique , doivent varier en raison de l'intensité de l'animation plus forte.

116. Dans les animations simultanées et inégales , la vivacité des unes est perçue égale à la différence de leurs degrés avec ceux des autres animations. Dans deux simultanées égales , la vivacité de l'une doit être perçue égale à celle de l'autre. Mais, comme simultanées, la vivacité de chacune est moindre que si elles étaient successives (114); par leur coexistence, elles perdent donc chacune un peu de leur vivacité ; et cela est évident par le décroissement de vivacité à proportion du nombre des simultanées (113). Ainsi , en supposant la vivacité de l'une double, triple, etc., de celle de l'autre simultanée, les deux animations pourraient être regardées comme équivalentes à 3 , 4 , etc. ; et la vivacité de chacune s'affaiblissant en raison de leur nombre , il est visible qu'en substituant au lieu du nombre des simultanées moins une, le nombre de fois que l'une contiendrait l'autre, la simple doit perdre de sa vivacité à proportion que celle de l'autre est

multiple de la sienne. Or, si la simple s'affaiblit à proportion que l'autre augmente,
en élevant les degrés de la simple ou en
abaissant ceux de la multiple, la vivacité de
la simple doit augmenter, comme dans le cas
contraire, elle diminue dans la proportion
susdite. Par conséquent, l'animation énergique doit perdre de sa vivacité en raison
des degrés de la faible simultanée, et doit
être perçue égale à la différence de ses degrés avec ceux de l'autre.

117. La faiblesse des animations simultanées d'une énergique, est en raison composée de leur nombre et de la différence de
vivacité de l'énergique avec les faibles. Si les
objets faibles agissaient seulement à la fois,
chacune des animations serait d'elle-même
plus faible que si chaque objet agissait seul.
Mais, si un autre objet agissait plus puissamment qu'aucun des faibles simultanés,
l'animation produite par l'un de ces derniers
serait faible en raison de la vivacité de l'a-
nimation énergique (115), ou suivant que les
degrés de vivacité de cette dernière excéde-
raient ceux de l'animation faible (116). Or,
il est aisé d'appercevoir que la faiblesse des

animations simultanées d'une énergique doit suivre le rapport composé de leur nombre et de la différence de vivacité de l'animation énergique avec celle des faibles.

Il suit de là et de ce que la vivacité des animations et la quantité de fluide s'affaiblissent successivement (67), que les animations faibles et simultanées d'une énergique doivent varier en raison de la quantité d'animation énergique et de l'affaiblissement successif de leur vivacité. Ces forces produisant des animations très-faibles, et leurs vivacités diminuant, elles finissent par ne pas être suffisantes pour être apperçues ; le système est alors animé par la seule force énergique (77), et l'action des autres devient nulle parce que l'animation plus vive s'oppose à la formation ou à la continuation des animations faibles en s'étendant à toute la masse cérébrale.

118. Indépendamment de la différence entre les effets produits par des forces égales et simultanées, et par des forces égales et successives (114); puisque la vivacité d'une animation diminue par degrés (67, 68), l'animation successive doit, dans les premiers moments, être plus vive que la précédente en

raison du temps entre l'action de la première et celle de la seconde force ; et en conséquence cette dernière affaiblit ou fait cesser la première animation, tandis que les simultanées doivent s'affaiblir en même temps et également.

119. Puisque dans l'action de plusieurs forces inégales le système est plus animé par la force énergique, et soustrait l'influence des autres proportionnellement à leur nombre et à leur différence, il s'ensuit que la quantité d'animation produite par une force énergique et simultanée de plusieurs faibles, doit être la même que dans le cas où cette force agit seule. D'où l'on peut déduire qu'une force légère peut animer le système supposé en repos, mais qu'elle est insuffisante pour l'animer lorsqu'il est en mouvement, et que l'action d'un objet puissant ne permet pas de percevoir les objets faibles simultanées. A cette raison il peut se joindre celle que l'organe étant dirigé et fixé sur l'objet qui le frappe le plus, il ne se trouve pas directement en présence des objets faibles ; l'organe cérébral ne peut être animé par eux et ne peut les appercevoir. Et si l'on n'ap-

perçoit pas les objets qui agissent faiblement lorque le système est vivement animé par un autre objet, cela nous prouve l'existence d'un fluide, son identité dans tous les nerfs, son mouvement et la communication de ce mouvement à toutes les parties du système, s'il n'y a pas d'obstacle (77).

120. Dans une série d'animations, la vivacité de chaque successive est en raison de sa différence avec celle qui précède immédiatement. Car, pour que le système soit animé, il est nécessaire que le mouvement qu'un objet tend à imprimer à un organe, soit suffisant pour changer l'état actuel de la substance animable de cet organe, et cet état peut être ou celui du repos ou celui du mouvement. Mais la force suffisante pour changer l'état de mouvement, doit être plus grande que pour changer celui de repos (119) : l'animation que la même force produirait dans ces deux états, doit donc être plus vive lorsque le fluide est en repos, que lorsqu'il est en mouvement ; et, dans ce dernier cas, cette force doit être d'autant plus grande que le mouvement actuel est plus vif. Par conséquent, l'animation successive serait d'autant plus vive qu'elle excéderait davantage l'ani-

mation actuelle ; et, dans une série d'animations successives, la vivacité de chacune doit
être en raison de sa différence avec celle qui
précède immédiatement.

121. La vivacité de la successive peut être
plus ou moins grande que celle de la précédente, et étant proportionnelle à la différence
susdite (120), il doit arriver que, dans le premier cas, la vivacité de la successive est comme
son excès sur la vivacité de la précédente ; et
que, dans l'autre cas, elle doit être d'autant
plus faible que la vivacité de la précédente
l'excède davantage. De plus, si celle des deux
animations qui précède l'autre a un degré déterminé de vivacité, en supposant qu'elle de-
viène successive, sa vivacité n'aurait plus ce
même degré ; elle égalerait son excès sur celle
que la précédente aurait au moment où la successive commence (118).

122. Ce qui vient d'être dit est aussi bien
applicable à des séries d'animations de la même
espèce, qu'à celles d'espèce différente, et dans
les deux ordres de sensations (24). Il faut cependant observer que lorsque les animations
sont de la même espèce dans une série, la
successive doit changer l'état de mouvement

où se trouvent l'organe , son nerf et le cerveau ; et que , lorsqu'elles sont de différente espèce , la successive doit uniquement changer l'état de mouvement du cerveau ; autrement , ou elle serait une simultanée , ou elle ne serait pas perçue : l'autre continuerait à s'opérer , et celle-ci serait nulle pour l'organe cérébral.

125. Supposons un organe seul en présence d'un objet pendant quelque temps ; l'animation que cet objet occasionne est d'abord vive , et s'affaiblit successivement. De là on peut déduire que deux forces égales et successives doivent produire des animations dont les vivacités diffèrent entre elles , dans les premiers instants , suivant que l'état successif du système diffère de l'état où il se trouvait au moment que l'une des forces l'animait.

Dans le fait, une animation, successive d'une autre dans le même organe , est moins vive dans le premier instant que dans les suivants, et diminue ensuite, comme il a été dit ; et si l'impression se continue de l'organe externe au cerveau , tant que l'objet agit , et même après son action, jusqu'à ce que le système soit autrement animé ; lorsqu'un autre objet vient agir sur le même organe , pour y produire une

animation différente, il faut qu'il change l'animation actuelle, et il ne le peut qu'en employant une partie de son action ou toute son
action, au premier instant, à faire cesser le
mouvement actuel dans le bout du nerf, afin
qu'il puisse recevoir celui que cet objet tend
à lui imprimer. Or cet objet doit employer
moins de force pour opérer ce changement,
lorsque le mouvement est faible, que lorsqu'il
est vif; ce qui est d'accord avec l'expérience.

Il y a donc une légère différence dans la
vivacité des animations, dans le premier moment, quand un objet agit le premier, le
système étant alors en repos ; et quand ce
même objet agit successivement à d'autres,
le système se trouvant en état de mouvement.

124. Dans les animations de la même espèce,
la vivacité d'une successive est proportionnelle
à la différence des degrés de la qualité qui la
détermine, avec les degrés de la qualité qui a
déterminé la précédente ; car une animation
est plus vive à proportion qu'elle diffère davantage de celle à laquelle elle succède. Or
cette différence dans les animations de la même
espèce, est dépendante de celle qui existe

I.   10

entre les degrés de la même qualité ou des qualités semblables, ou, si l'on veut, de la différence d'intensité dont deux objets animent successivement le même organe, la vivacité étant relative à l'intensité des objets ; mais l'un agit successivement à l'autre ; il doit changer l'animation actuelle (123), et la vivacité de la successive doit être comme son excès sur la vivacité de la précédente, au moment où la successive commence. C'est en effet ce qui arrive lorsqu'on est successivement animé par différents degrés de chaleur : on sait que la différence est très-sensible dans les changements subits de température, et qu'elle ne l'est presque pas dans les changements lents. Si, par exemple, une partie du corps était exposée à 6 degrés de chaleur au dessus de sa température actuelle, et que l'on marquât les degrés de vivacité de l'animation par ceux de la chaleur qui la cause ; et ensuite, si cette même partie, revenue à sa première température, était exposée à 10 degrés de chaleur, la vivacité de cette dernière serait marquée par 10 degrés. Mais, si l'on faisait passer cette partie des 6 degrés de chaleur à 10, la vivacité de cette successive, marquée, dans le cas précédent, par 10 degrés, ne serait perçue que sui-

vant la différence ou excès de 10 degrés sur 6.
De même, lorsque de l'obscurité on passe par
degrés à la plus vive lumière, l'animation est
moins vive que lorsque de l'obscurité on s'y
expose tout à coup ; et la vivacité des animations successives, occasionnées par différents
degrés de lumière, est en raison de la différence de degrés qui excitent la successive,
avec ceux qui ont excité la précédente, ce
qui est exactement d'accord avec l'expérience
journalière. On en dirait autant des sons, des
odeurs et des saveurs, considérés sous le même
rapport que les sensations de chaleur et de lumière, je veux dire, relativement aux différences de vivacité des sensations, par celles
de l'intensité des qualités respectives qui les
déterminent successivement.

125. Dans les animations de diverses espèces, la vivacité d'une successive est en raison
de la différence de sa qualité avec la qualité de
l'animation précédente. Cette différence est
celle qui existe entre les qualités ou objets des
sensations considérées relativement à la diversité des organes (78). En supposant que chac-
cune ait un degré égal de force sur les organes
respectifs dont l'animabilité peut être diffé-

rente (110), l'animation qu'une qualité produit dans un organe étant diverse de celle qu'une autre produirait dans un autre organe ; la première s'affaiblissant en raison de sa durée, et, à la suite d'une série d'animations successives dans le même organe, celui-ci devant être fatigué ou épuisé plus ou moins, il est clair que la vivacité d'une successive d'espèce diverse est en raison de sa différence, ou de celle de sa cause avec la cause qui a produit la précédente dans un autre organe.

126. Dans une série d'animations de diverses espèces, la vivacité d'une successive est en raison composée de l'intensité et de la diversité des qualités, ou des objets de la sensation successive et de celle qui précède immédiatement dans cette série. Puisque les qualités sensibles diffèrent entre elles, et que cette différence en introduit une dans les sensations ; et puisque l'intensité de chacune des qualités varie, et que cette diversité fait varier la vivacité des sensations ; la vivacité d'une successive étant proportionnelle à la différence de ses degrés avec ceux de la précédente, et à la différence des qualités qui les déterminent, elle est en raison composée de ces deux différences,

auxquelles il faut joindre celles qui dépendent de la disposition d'un organe à une plus grande vivacité (110), et d'une diminution de fluide dans le nerf. Ainsi donc les différences des animations, les unes avec les autres, dépendent de la diversité des objets, de leur intensité, de la quantité animable, totale ou partielle, du nombre des animations comme simultanées, de leur nombre comme successives dans un temps donné, de la durée de chacune, et du nombre de leurs répétitions.

127. Si plusieurs forces simultanées, énergiques et égales, animaient le système, elles y occasionneraient, dans les premiers moments, un état de trouble et de confusion. Par l'égalité des forces simultanées et par leur nombre, ces quantités d'animation doivent suivre les mêmes rapports que ci-dessus (113 et suiv.) ; mais ces forces sont supposées énergiques, et le système n'est capable que d'une quantité déterminée d'animation dans l'exercice régulier de ses fonctions. Et comme l'on éprouve une grande agitation, ou un grand mouvement, lorsque l'animation est unique et très-énergique, on sent que diverses animations énergiques et simultanées, par la somme de leurs

quantités et à raison de leur égalité, de leur puissance et de leur diversité, doivent, dans les premiers moments, occasionner une sorte de trouble et de confusion incommode.

Il en résulte que cette confusion est en raison du nombre et de l'énergie des puissances ; car plus les animations sont énergiques, plus le mouvement total est grand et empêche à proportion de distinguer les animations ou leurs causes.

CHAPITRE VI.

Des Sensations composées.

128. Sous le nom d'animations composées, nous avons désigné celles qui sont occasionnées par plusieurs forces ; de même que les simples elles peuvent être simultanées ou successives. Mais en outre leur composition peut s'effectuer simultanément ou successivement, suivant que les composantes ou leurs causes sont apperçues à la fois, ou l'une après l'autre.

Nous les considérerons sous le rapport des temps, à cause de la différence qui en résulte dans les composées ; et d'autant plus qu'on pourra y trouver la raison mécanique de l'analyse et de la synthèse, ainsi que de l'abstraction, de la réflexion et du jugement. Et pour le dire en passant, la distinction du jugement en positif et en négatif, nous marque celle qui existe entre une composante relativement à sa composée, et une simultanée relativement à une autre simultanée, soit simple, soit composée.

129. Les composées, produites par le concours de plusieurs causes simultanées, diffèrent des animations simultanées proprement dites, dont il a été question dans le chapitre précédent, en ce que les premières sont résolubles dans leurs composantes, comme un tout dans ses parties, ou comme un mixte dans ses parties constituantes, et que les objets ou les qualités d'un objet qui produisent ensemble et à la fois une animation composée, peuvent être regardés comme des parties d'un tout, qui agit comme un seul objet; tandis que les simultanées ne sont pas résolubles, n'étant pas connexes et n'ayant entre elles d'autres rapports que celui de l'identité du temps.

Une animation composée est celle qu'on éprouve en présence d'un objet dans lequel on peut démêler des parties, des qualités et des degrés de qualités. C'est ainsi qu'en présence d'une rose on est animé par sa couleur, sa figure, son odeur, sa grandeur, sés pétales, ses étamines, etc. Une animation composée est celle de la faim à la vue d'un mets, de la soif à la vue d'un liquide propre à l'étancher, etc.; mais la faim ou la soif ne serait que simplement simultanée de l'animation causée en même temps par un objet d'art, de science, etc.

130. Il suit de là que, si plusieurs objets ou plusieurs qualités ou parties d'un objet, agissent à la fois sur le système, de manière à y produire une seule animation, cette animation diffère de celles que ces mêmes objets auraient produites en agissant séparément, comme un mixte ou un tout quelconque diffère de ses parties. On en a des exemples journaliers dans le mélange de plusieurs matières alimentaires en un mets, de plusieurs liquides en une boisson, de plusieurs médicaments en un mixte, de plusieurs aromates en un seul, de plusieurs matières colorées en une, etc.

Ainsi les animations peuvent être simples ou composées dans chaque organe externe où elles sont occasionnées ; mais le cerveau peut avoir des perceptions composées, comme celles qui arrivent à chaque organe des sens, et des composées de sensations de diverse espèce ; c'est ainsi que la couleur orangée et la forme ronde d'un certain fruit, sa grosseur, son odeur et sa saveur se composent dans l'organe cérébral, et forment l'idée d'orange. C'est dans la résolution des animations dans leurs intégrantes, par la décomposition du mixte ou du tout dans ses parties, que consiste l'analyse.

Il suit en outre que, pour que l'animation fût une composée, il faudrait que les objets des composantes eussent un rapport quelconque à l'unité ; et c'est là ce qui différencie plus particulièrement les composantes des simples simultanées.

131. Une animation intégrante d'une composée est plus faible d'elle-même que si elle s'opérait séparément des autres intégrantes, ou successivement ; et ce en raison du nombre des composantes, supposées également vives : ce qui est une conséquence de ce qui a été dit précédemment (113, 114). Ainsi donc ces animations, égales et simultanées, sont faibles chacune en raison de leur nombre dans la com-

posée, et plus faibles que les intégrantes successives, ou qu'elles-mêmes respectivement, si elles composaient successivement la même animation.

132. Ce qui a été dit des simples simultanées est également applicable aux animations composantes. En effet, lorsqu'on se trouve en présence d'un tout ou d'un objet, remarquable par une qualité, ou par une partie plus que par les autres, les animations que produisent ces dernières sont plus faibles à proportion de la vivacité de l'animation causée par la partie ou la qualité plus remarquable (115) : ce qui est conforme à l'expérience et facile à appercevoir. De même ces animations sont faibles suivant leur nombre et suivant le degré de vivacité de l'animation produite par la qualité, par la partie ou la quantité plus remarquable, qui intègre avec les autres dans l'animation (117) composée. Enfin, si parmi les composantes il y en avait une très-vive, le système serait dans les premiers moments animé par la qualité qui la détermine, comme si elle agissait seule.

133. La faiblesse des animations composées est en raison du nombre de leurs composantes égales et simultanées ; car ces composantes

sont faibles suivant leur nombre ; et en prenant une composée comme un tout, elle ne peut être que comme toutes ses parties ou ses composantes prises ensemble.

La faiblesse des composées par le nombre de leurs composantes simultanées, reconnaît la même cause que celle des simples simultanées qui, à la rigueur sont plutôt le résultat de l'analyse (109), les animations, telles qu'elles arrivent, étant plus ou moins des composées.

134. Les effets, produits par l'application simultanée de plusieurs forces à un mobile, sous un angle quelconque, sont moindres de la somme des effets que ces mêmes forces produiraient en agissant les unes après les autres, comme la diagonale, qui représente la vitesse et la direction du mobile, est mineure des deux côtés du parallélogramme pris ensemble, que le mobile aurait décrit dans un temps égal à celui pendant lequel il parcourt la diagonale, si ces forces avaient agi séparément : il en est de même d'une animation composée, produite par des forces simultanées. Cependant, malgré cette analogie entre l'animation composée et le mouvement composé, il ne faut pas y attacher exactement la même idée, ou il faut

savoir les différencier. Par exemple, les rayons qui se réfléchissent dans l'œil des deux bouts d'un objet, ou de deux objets, agissent sous un angle, et la direction du globe, lorsqu'il voit les deux objets, est résoluble en celles qu'il prendroit pour être directement en présence de chacun. Les impressions sur l'œil sont moins fortes, en raison de l'angle sous lequel agissent les rayons lumineux qui partent des deux objets; mais le mouvement nerveux ne peut pas prendre deux diverses directions dans le nerf optique, si ces rayons ou ces deux objets agissaient séparément, ni une direction moyenne, en agissant en même temps. De même, un ou plusieurs objets peuvent agir sur divers organes, et leurs impressions sont transmises au cerveau par les nerfs de ces organes, sous les angles qu'ils forment à leur sortie de la masse cérébrale; mais le fluide ne peut évidemment prendre d'autres directions que celles des nerfs où ses mouvements s'exécutent; soit que plusieurs forces agissent sous des angles ou non, qu'elles se composent ou non, soit que le mouvement lui soit imprimé par une seule force. D'un autre coté, le mouvement est simple, lors même qu'un mobile y est sollicité par plusieurs forces, pourvu qu'elles agissent dans la même direction. Dans les phénomènes nerveux, on ne tient pas compte de cette direction, du moins dans le même sens, mais du nombre des forces; et l'animation est composée, toutes les fois qu'elle résulte de la combinaison de plusieurs autres, qu'elle est par conséquent résoluble en autant d'animations qu'il y a de causes, et que ces causes se rapportent à l'unité, soit d'objet, soit de lieu, etc. On peut donc conclure que l'analogie entre l'animation composée et le mouvement composé est exacte relativement à la quantité, et qu'à ces différences près qui dépendent de celles d'un mobile isolé avec le système des nerfs, etc. cette analogie se trouve aussi entre le nombre des forces qui animent un moile, et le nombre des forces ou des organesb dont les mouvements vont se composer dans le cerveau, etc.

135. La faiblesse des animations composées est en raison de la faiblesse de leurs composantes ; car les forces diffèrent en quantités, et les quantités en degrés ; et des forces ou des qualités faibles ne peuvent produire que des animations faibles (45) ; des composantes faibles ne peuvent former qu'une composée faible ; il est clair, qu'à proportion que les composantes sont

plus faibles, la faiblesse de la composée doit
être plus grande. Et puisque les composantes
perdent de leur vivacité dans la composée,
chacune en raison de leur nombre (131), il
s'ensuit que la faiblesse des composées est en
raison et du nombre (133) et de la faiblesse
de leurs composantes, et que leur vivacité
est relative au rapport direct de la vivacité des
composantes simultanées, et au rapport inverse
de leur nombre.

136. Si des forces, tendantes concurremment
à produire une animation, agissaient les unes
après les autres, cette animation se composerait
successivement. Lorsque plusieurs objets,
plusieurs parties, ou qualités d'un objet, ne
peuvent exercer leur action que les uns
après les autres, le système ne peut être animé
que successivement, et dans le même ordre
suivant lequel ces objets agissent. C'est ainsi
qu'on est successivement animé par les petits
espaces que décrit un corps en mouvement,
par les changements successifs de ses rapports
avec les corps environnants ; c'est ainsi que,
dans un air, ou morceau de musique, les
différents sons animent successivement l'organe de l'ouïe ; en prenant pour une ani-

mation celle qui résulte du mouvement ou de l'espace total parcouru par le mobile, comme composée de celles produites par les changements de rapport avec les corps environnants, et par les rapports entre les petits espaces et les divisions du temps employé à parcourir l'espace entier ; et en prenant pour une animation celle qui résulte de l'air ou morceau de musique, comme composée de celles que causent les différents sons ; il est visible que ces animations sont composées successivement. De même, une proposition étant composée de ses parties, ou des mots par lesquels on l'exprime, et chaque mot étant un composé de plusieurs lettres qui ne peuvent être prononcées, lues ou écoutées que successivement, il est clair que la sensation que cause une proposition, ne peut se composer que successivement.

De plus, les organes sont tellement bornés, qu'ils ne peuvent être animés par un grand nombre d'objets à la fois. Lors donc qu'un objet est tellement composé, ou a tant d'étendue, que toutes ses parties ou ses qualités ne peuvent, suivant la nature des organes, leur être appliquées à la fois, il faut qu'elles les animent successivement pour que la sensation de l'objet en totalité puisse se former : par conséquent, elle se compose et se complette successivement. Ceci est encore plus évident dans le cas où l'on se trouve, pour la première fois, en présence d'un corps dont les qualités ont chacune un rapport à chaque organe des sens.

137. Une animation composée est plus vive d'elle-même, lorsque ses composantes arrivent successivement, que lorsqu'elles arrivent simultanément. En effet, les composantes simultanées sont plus faibles, ou moins vives, que les mêmes composantes successives (131), et l'animation qui résulte de la composition de ces dernières, doit être plus vive que la résultante de la composition simultanée (135).

Qu'on jette les yeux sur une page imprimée, par exemple, et qu'on la regarde fixement, qu'on en parcoure ensuite les différents mots, ou les signes qui les caractérisent, et qu'on compare après la sensation que la page entière, ou les signes imprimés ont produit à la fois, avec celle que ces signes ont produite successivement, on sera convaincu de la différence très-remarquable des animations, dont la composition s'opère simultanément avec les mêmes animations dont la composition se forme successivement.

138. Je désignerai , dans la suite , les animations simultanées , prises ensemble , ainsi que les successives qui sont occasionnées dans un temps donné , et également prises ensemble sous la dénomination d'*animation totale* , en la différenciant dans les deux cas , par l'adjonction de *simultanée* et de *successive* ; et je désignerai , sous le nom de *partielles* , les animations simultanées dans une totale simultanée , ainsi que les successives dans une totale successive. La différence entre une totale et une composée , entre une partielle et une composante , est celle qui a été remarquée plus haut (129) et qui est facile à reconnaître d'après ce qui a été dit dans les deux derniers chapitres. Dans la section suivante , nous prendrons pour animation ou idée totale , celle qui renferme les idées composées d'un nombre , plus ou moins étendu d'objets , dans chacune desquelles on apperçoit la même composante qu'on appèle , par cette raison , idée générale.

139. Si plusieurs forces , plus ou moins concourantes, animaient à la fois le système, la vivacité de l'animation , composée simul-

tanément, serait moindre que la somme des
vivacités des animations que ces forces produiraient les unes après les autres, mais plus
considérable que la vivacité de chacune
d'elles. Puisque les vivacités des animations
sont en raison des quantités animables (63),
et en raison inverse du nombre des forces
simultanées (113); les mêmes forces pouvant
chacune animer une plus grande partie du
système lorsqu'elles agissent séparément (114);
il est évident que la vivacité d'une animation,
composée simultanément, est moindre que la
vivacité totale des composantes successives.

De plus, si une de ces forces est capable
de déterminer une animation qui ait une vivacité
donnée ; une autre force doit, dans le même
sujet, en occasionner une dont la vivacité ait un
degré déterminé, et ainsi des autres. Mais la
somme de toutes les vivacités de ces successives
est supérieure à la vivacité de chacune d'elles :
ainsi, si l'on soustrait de toutes ces vivacités,
prises ensemble, celle que les animations perdent dans la composition simultanée des forces ;
la vivacité de la composée reste toujours plus
forte que n'est celle de chacune des composantes, les forces, prises ensemble, étant supérieures à chacune, et l'effet qu'elles déterminent

ensemble devant être plus fort que celui qu'occasionnerait chacune en particulier.

Si un individu, par exemple, est animé par
le besoin de manger, et en même temps par
l'odeur des aliments, il n'y a pas de doute
que ces deux causes concourent à produire,
chez cet individu, une animation qui se compose de celle de la faim et de celle que l'odeur
des aliments y détermine ; il n'y a pas de doute
non plus que la résultante du concours de ces
deux causes ne soit plus forte, et que sa vivacité n'ait plus d'intensité que n'en aurait chacune
des animations, si leurs causes agissaient séparément. En ne les jugeant que par la quantité
de l'effet que la puissance de ces deux animations, simples ou combinées, peut produire,
on sait qu'il y a une sécrétion et un écoulement
de salive dans la bouche plus abondant lorsqu'on a faim, et que l'on est en même temps
animé par la vue ou l'odeur des aliments, que
lorsqu'on a seulement faim, ou que, sans faim,
on les voit ou on les sent. On sait également
que l'application d'un stimulant sur une partie
irritée y accroît l'irritation ; la peau, par
exemple, dans l'état d'inflammation, est très-
sensible au contact d'un corps, qui ne produirait qu'une très-légère sensation, ou qui n'en

causerait aucune, si cette partie y était habituée.

140. Les composées varient entre elles par le nombre des composantes; elles sont d'autant plus composées, que le nombre des composantes est plus grand, et (relativement aux individus), d'autant plus qu'on sait y découvrir les composantes. Elles varient aussi suivant que les composantes sont de même espèce ou d'espèce différente ; c'est-à-dire, suivant que l'objet de la composée anime l'individu par le même ou par divers organes, telle que la composée que peut occasionner un objet visible par sa couleur ou ses couleurs, sa figure, sa grandeur, et par son mouvement ou par sa situation dans l'espace ; telle qu'un corps peut en déterminer une au moyen du toucher, qui se compose de celles de sa pesanteur, de sa chaleur, de sa dureté ou de sa mollesse, de l'uni ou de l'aspérité de sa surface, de sa figure et de son étendue ; et, pour l'autre cas, telle que l'animation que produit un fruit, qui peut se composer de celles de sa couleur et de sa figure, de son odeur, de sa grosseur et de son poids, de sa saveur, etc.

141. Des composées peuvent en composer

d'autres, telles que celles produites par la vue d'une campagne, par un discours ou par un traité, qui sont évidemment des composés d'autres composés; et en prenant celles qui intègrent le plus immédiatement la très-composée, comme des simples composantes, ensuite chacune de celles-ci comme composée par d'autres, et ainsi par ordre jusqu'aux plus simples, il sera facile d'appliquer aux animations très-composées ce qui a été dit de celles qui le sont immédiatement par des simples.

142. Des composées peuvent être simultanées ou successives d'autres composées, et la différence des unes avec les autres est en raison composée du nombre et de la vivacité de leurs composantes respectives. Enfin les composées, tant sous le rapport du nombre et de la vivacité des composantes que sous celui des temps, c'est-à-dire, suivant que la composition se forme simultanément ou successivement, suivent les mêmes lois des totales simultanées et des totales successives (138), ou de leurs partielles; ce qu'il est aisé d'appercevoir en faisant attention que les unes et les autres s'opèrent dans un même système, dont la capacité, la quantité du fluide et l'animabilité sont déter-

minées. Ce qui est exposé dans le dernier chapitre, et dans celui-ci, va nous rendre plus simple et plus facile l'intelligence des fonctions cérébrales ; et réciproquement elles contribue- ront à mettre dans un plus grand jour la raison mécanique de ce qui précède.

CHAPITRE VII.

De la faculté de percevoir les sensations, leurs causes et les organes où elles sont excitées.

143. Le mot perception est aussi générique que le mot sensation, ou animation ; la per- ception est simple, composée, simultanée ou successive, et réfléchie comme l'animation ; et est, comme elle, susceptible de la triple divi- sion qui se rapporte à la position et à la nature des divers organes (24).

Le chapitre de la perception devrait être l'histoire de la pensée ; car la faculté de penser est la faculté de percevoir, et perception et pensée sont deux mots exactement synonymes ; mais l'étendue et la complication du sujet nous

forcent à le partager ; c'est pour cela qu'ici il
ne sera question de la perception que comme
faisant partie de l'animation physique.

144. Les impressions qu'occasionnent les
objets aux extrémités nerveuses, se propagent
au cerveau ; c'est là que les sensations prènent
plus particulièrement le nom de perceptions ;
de manière que *percevoir*, c'est être mentalement animé ; et on ne peut l'être que des effets,
de leurs causes et des organes où ils s'exécutent.

145. On voit de là que la perception des
causes des sensations nous désigne leur représentation dans le cerveau ; c'est ce qu'on appèle *idée*, simulacre, image des objets ; et que
toute représentation suppose un mouvement,
c'est-à-dire, une animation. On voit aussi que
les perceptions des animations, sous le simple
rapport des qualités qui les déterminent, sont,
pour ainsi dire, les quantités sur lesquelles
l'intelligence exerce ses opérations, et que,
sous le rapport de l'intensité des causes ou de
la quantité de mouvement, relative à l'état
actuel du système, les perceptions sont celles
de plaisir ou de douleur : d'où l'on peut entrevoir que la théorie des fonctions nerveuses est

susceptible d'une grande simplicité ; et suivant que le mouvement, simple ou composé, se borne aux nerfs des organes des sens et au cerveau ; suivant qu'il se propage aux nerfs des organes internes, ou aux nerfs des muscles (toujours à raison de sa quantité), on a, dans le premier cas, les sensations externes ; dans l'autre cas, les passions et les émotions ; enfin la locomotion ou les actions extérieures.

146. Pour que l'organe cérébral exerce la fonction de percevoir, il faut, conformément à la loi (16, 92.), qu'il en ait la faculté, et que des impressions soient occasionnées dans les organes ; de même que ceux-ci pour exercer leur fonction de recevoir des impressions, il faut que leur faculté y concoure avec l'action des objets. Mais nous avons vu que cette faculté dans les nerfs des organes des sens est l'animabilité, et que le fluide et la substance blanche sont de même nature dans les nerfs et dans le cerveau ; or, puisque la perception est une fonction de cet organe, et puisqu'elle est l'animation qui s'y forme, il est évident que la faculté de percevoir est l'animabilité cérébrale.

147. Le cerveau ne peut donc percevoir

que les sensations et leurs propriétés ; et de même qu'il n'y aurait point de sensations sans cause (16), il n'y aurait point de perceptions sans causes des sensations. D'un autre côté, la perception fait partie de la sensation ; car celle-ci consiste dans le mouvement imprimé à l'organe, communiqué à son nerf, et de là au cerveau ; en sorte qu'en prenant la perception comme partie essentielle de l'animation physique, on conçoit qu'il ne peut y avoir de perception sans sensation, de même qu'il n'y a pas de partie sans un tout auquel elle se rapporte.

On doit remarquer qu'on ne peut pas affirmer l'inverse de cette proposition ; car la sensation peut réellement s'opérer dans quelque portion de nerf, même après la section ou la ligature, et tant qu'il y a du fluide qui est animable partout où il se trouve ; mais alors la sensation n'est point perçue, faute de pouvoir se communiquer au cerveau ; elle ne l'est pas non plus par l'effet d'une simultanée énergique.

148. Une propriété des animations est celle d'être conformes aux causes qui les déterminent : car elles sont des mouvements qui dif-

fèrent entre eux selon la quantité animable et l'intensité des objets (58), et selon les organes où ils sont excités ; ils diffèrent, en un mot, comme les objets qui les occasionnent. C'est ainsi que l'impression causée par un objet coloré, est diverse de celle que cause un corps odoriférant, et que les couleurs bleues, vertes ou jaunes, ne sont pas les mêmes que le rouge, comme les odeurs de rose, de camphre ou de musc, ne sont pas les odeurs de jasmin ou d'œillet. Mais, si les animations diffèrent entre elles comme leurs objets, il est évident qu'elles leur sont respectivement conformes. Ainsi donc cette conformité étant un fait qui est surtout très-perceptible dans les sensations externes, et après qu'on a appris à distinguer les objets, en démêlant les impressions qu'ils causent dans les organes, elle est une propriété des animations.

149. L'impression se communiquant d'un organe à toutes les particules fluides le long de son nerf, jusqu'à son extrémité dans l'organe cérébral, et toutes ces particules étant de même nature, également animables, celles exposées à l'action d'un objet ne peuvent communiquer d'autre impression aux particules

voisines, que celle que cet objet leur cause ;
et elles n'excitent dans la substance du nerf
qu'un mouvement analogue à celui qu'elles
éprouvent (85). Le cerveau reçoit ainsi les
impressions externes ; et comme un objet,
divers d'un autre, cause une impression diverse, l'organe interne doit être animé, c'est-
à-dire, il doit percevoir l'une comme diverse
de l'autre, et les deux respectivement conformes à leurs objets (148). La représentation
des objets est donc une propriété des animations ; je dis que c'est une propriété, parce
que leur conformité avec les objets en est une,
parce qu'il n'y a point de représentation,
d'idée ou image, sans animation ; et parce que
c'est par les animations et par leur conformité
avec les objets que ceux-ci sont perçus ou
représentés dans le cerveau. Il est de fait que
cet organe ne peut jamais percevoir un objet
présent, sans qu'il y ait un mouvement de déterminé dans le système ; car il ne le perçoit
que comme cause de telle animation. Ainsi
donc l'image ou l'idée résulte de la similitude
ou de l'identité du mouvement, ou du changement qu'éprouvent le fluide et la substance
du cerveau, avec le changement ou impression que l'objet occasionne dans l'organe ex-

terne, et de la correspondance de cette impression avec son objet (*i*).

_____

(*i*) M. de Tracy rapporte, dans son Idéologie, que l'origine des idées des corps extérieurs et la certitude de leur existence dérivent de la sensation de résistance au mouvement voulu. En le lisant, je pensai qu'il pouvait bien se faire que les objets quelconques produisissent les sensations par une sorte de résistance ; le mode général de leur action étant le même, et le système recevant toutes les impressions par un sens général, nommé le tact. J'abandonnai cette idée ; mais, ayant trouvé dernièrement dans l'ouvrage de M. Humboldt, sur le galvanisme, que, d'après ses expériences, les nerfs et les muscles sont environnés d'une atmosphère active et sensible, j'y suis revenu par rapport à la manière dont les objets exercent leur action sur les organes des sens.

Pour cet effet, concevons que l'émanation du fluide nerveux se passe au bout d'un nerf, dans le corps vivant, d'une manière semblable à la matière effluente au bout d'un conducteur métallique électrisé. Cette émanation est active, par la propriété du fluide d'animer les organes ; et sensible, par cette même propriété que le fluide exerce sur la substance nerveuse, à l'occasion d'une cause qui s'oppose à sa libre émanation à l'extrémité du nerf. En envisageant ainsi cet objet, il est permis de concevoir que le fluide, existant en certaine quantité dans toute l'étendue des nerfs moteurs et sensitifs, et étant accumulé en plus grande

150. La perception des organes où les forces agissent, accompagne constamment les anima-

---

quantité dans la masse cérébrale, tend par sa nature et par la disposition du système à affluer continuellement et lentement du cerveau vers les extrémités nerveuses dans les organes. On sent qu'ici je fais abstraction de la propriété du fluide de se porter vers les points où il est animé. C'est ainsi que, pour exciter la contraction des muscles, l'émanation du fluide, suffisante dans l'état de repos de ces organes pour leur vie, est accrue par l'action cérébrale ; car le muscle dont le nerf est coupé ne peut se contracter par l'acte de la volonté ; et de plus, il perd de son volume.

Supposons de la même manière qu'un nerf sensitif, dans son état de repos, contiène sa charge ordinaire de fluide. A cause de l'émanation, par conséquent de la déperdition du fluide au bout de ce nerf, et de sa tendance à se mettre en équilibre dans toute l'étendue de ce nerf, il doit continuellement et en proportion de sa déperdition affluer de l'organe cérébral au bout du nerf. Tant que dure cet état, il n'y a pas de sensation de formée ; ce n'est en effet, ni la présence du fluide dans le nerf, ni son affluence opérée lentement dans le sens ci-dessus, qui excite la sensation ; mais elle arrive aussitôt que le contact immédiat ou médiat de l'objet occasionne un mouvement dans la matière effluente du bout nerveux, mouvement qui se propage au fluide dans toute l'étendue du nerf et anime sa substance. En général, la sensation est le résultat de tout ce qui occations physiques. Tout le monde sait qu'en même temps que l'on est averti de l'action

---

sionne un changement dans la manière d'être du fluide dans l'intérieur du nerf ; ce changement en détermine un dans la substance blanche ; et étant conforme à sa cause, la sensation devient dans le cerveau la représentation de l'objet qui l'a produite. Ainsi donc, la résistance, non pas au mouvement voulu, comme pour sensation qui donne la certitude de l'existence des la corps extérieurs, mais à l'effluence ou mouvement, très-faible du fluide qui se passe à l'extrémité du nerf dans l'organe externe, produit la sensation, parce qu'en s'y opposant elle fait refluer le fluide dans l'intérieur du nerf, lui fait prendre un mouvement dans une direction contraire à celle de sa tendance, et ce fluide ainsi mu anime la substance blanche. On conçoit de cette manière qu'un objet, par son contact avec un point de l'organe du toucher, y occasionne une sensation par la pression médiate qu'il exerce sur le bout d'un filet nerveux et par la résistance qu'il oppose à l'émanation lente et libre du fluide dans ce point ; aussi, en augmentant cette pression, la sensation qui en résulte est plus forte. C'est aussi par contact qu'arrivent les sensations dans les organes qui n'exigent pas une application immédiate des objets, car c'est bien un contact de la matière effluente d'un corps odorant avec les nerfs olfactifs, des rayons qui partent d'un objet lumineux avec les nerfs optiques, et des vibrations de l'air que produit un corps sonore avec les nerfs audid'une force, on l'est également du point ou de la partie où elle est appliquée. Cette propriété est une des principales causes de plusieurs phénomènes, et mérite d'être considérée avec l'autre (162), à raison de son influence sur la conservation de l'individu, et sur les opérations intellectives.

151. Nous avons vu que, pour qu'une sensation se forme, il faut que l'objet change l'état actuel de la substance animable, dans tout le système ou dans une de ses parties ; et que la vivacité de la sensation est en raison de sa différence avec celle à laquelle elle succède. Mais la perception fait partie de la sensation, et le cerveau fait partie du système ;

tifs. Il est possible qu'outre la résistance les objets influent sur les sensations par quelqu'autre circonstance ; mais il est toujours vrai que c'est en y excitant un mouvement dans les nerfs : à l'appui de cela vient la sensation générale qui est déterminée par le mouvement ou idée qui se passe dans le cerveau, en réfléchissant son attétion de l'objet de plaisir ou de desir sur soi, d'où résulte la perception d'un bien-être prochain (59), et la sensation qu'on excite par la pression latérale, ou ébranlement d'un nerf, soit immédiatement, soit par communication.

pour que la perception se forme, il faut donc que l'objet, par l'organe et par son nerf, change l'état actuel de la substance cérébrale. D'où l'on voit que percevoir, c'est être animé à la manière particulière du cerveau ; et que cet organe perçoit l'état où est le système ou une de ses parties, par conséquent les changemens ou modifications, générales ou partielles, que les divers objets occasionnent dans cet état. La diversité des perceptions consiste dans les différences senties d'un état de mouvement avec un autre de la substance animable, l'organe interne ne percevant immédiatement que le changement de son état ; par lui, celui de l'organe externe qui l'opère par son nerf, et par cet organe, l'objet qui l'anime. Aussi la vivacité des perceptions est-elle, comme celle des sensations, exactement proportionnelle à la différence des modifications nerveuses les unes avec les autres ; car elle est en raison de la quantité cérébrale que les objets animent, par le moyen de la substance nerveuse (63, 80.).

152. Il suit de là qu'un objet, pour être apperçu, doit déterminer une animation plus vive que l'actuelle, parce qu'il doit changer

l'état où se trouve l'organe interne, et ne le peut que par une impression plus vive. De là et de ce qui précède, on voit que l'animation successive doit excéder en vivacité l'animation à laquelle elle succède, pour être apperçue ; à cette circonstance il faut ajouter la différence des qualités ou des organes, et celle qui dépend de la durée de l'animation qui précède (122 et suiv.) ; car une perception doit s'affaiblir successivement, et à proportion de l'animation. Le fluide, s'usant après des mouvements plus ou moins vifs, plus ou moins longs dans le nerf d'un organe, celui-ci ne peut animer l'organe cérébral aussi vivement ou du moins aussi agréablement que les autres organes : ce qui est bien clair (52, 58). On voit donc que, dans une série de perceptions successives, l'une ne peut être changée en une autre, que par un mouvement plus vif (119) ; et que ce changement ne peut s'effectuer que par la communication de l'impression successive à la substance cérébrale, si l'actuelle ne l'empêche pas (77) ; mais qu'il ne faut pas supposer pour cela que, dans cette série, il soit nécessaire que les objets agissent avec une intensité toujours croissante.

I.

153. Dans l'état de repos du système, le cerveau est indifférent au mouvement que peut lui communiquer le nerf de tel organe, ou celui de tel autre, ainsi qu'il est indifférent à déterminer tel ou tel autre muscle à se contracter. Le système ne peut, de l'état de repos, passer à celui de mouvement, sans cause ; et les causes qui agissent sur les extrémités nerveuses ne peuvent animer le cerveau que par le fluide et la substance des nerfs. On sait que le cerveau ne peut, par sa position, avoir de rapport avec les objets extérieurs, qu'au moyen des organes, dont il est également disposé à recevoir les impressions. Ainsi, dans l'état de repos, cet organe, considéré comme passif, pouvant être animé par tous les nerfs, et ne pouvant l'être par les uns plutôt que par les autres, qu'en passant de l'état de repos à celui de mouvement, il est indifférent à recevoir les impressions que les nerfs peuvent lui transmettre.

On en dirait autant de l'indifférence à la détermination du mouvement de tel ou de tel autre muscle.

154. Ce qui est exposé ci-dessus (151 et suiv.) sert non seulement à nous rendre plus aisée

l'intelligence du mécanisme de la pensée, mais aussi à nous rendre raison des procédés dont le médecin fait usage dans quelques cas, et particulièrement dans certaines affections morales.

Tous les nerfs peuvent être animés par des forces quelconques, et peuvent animer le cerveau, si, lorsqu'elles agissent, le système se trouve en état de repos ; il n'en est pas de même si, au moment de leur action, il est vivement animé. Un objet, en agissant seul et dans l'état de repos, produit une plus grande quantité d'animation (77) ; ainsi, si l'on suppose qu'il agisse sur une partie, en même temps qu'un objet plus faible agit sur une autre, et que le premier produise une plus grande quantité d'animation, il faut nécessairement que, dans le premier cas, l'animation se propage dans une plus grande étendue ; que la masse cérébrale y soit animée en plus grande quantité ; et que la perception de la seconde animation soit d'autant plus faible, que la première est plus vive.

Lors donc que, dans les simultanées, il y en a une qui est comme nulle, ce n'est pas qu'il n'y ait point de fluide dans le nerf de l'organe où l'objet agit, et qu'il n'y soit point animé par cet objet (excepté néanmoins le cas où l'animation générale est très-énergique); c'est que le cerveau est animé par une force plus vive , et que l'autre impression est trop faible pour pouvoir se communiquer à cet organe. Ainsi , si la cause successive est plus énergique que celle qui la précède , la perception s'y opère seule ; si elle lui est égale , elle peut être simultanée , etc. ; les perceptions devant varier comme les animations , et par les mêmes causes. On apperçoit donc , d'une manière palpable , la raison mécanique des différences des perceptions simultanées avec les successives , et la raison d'une perception unique parmi plusieurs animations simultanées , ou composantes (114 et suiv.)

155. Dans l'état de repos du système , le fluide de l'organe cérébral est indifférent à se porter dans telle partie plutôt que dans telle ou telle autre ; car il peut également affluer dans tous les nerfs : ce dont on ne peut douter d'après la structure apparente du système , et d'après les faits. Mais il ne peut se porter du cerveau dans une partie, ni dans une partie plutôt que dans une autre , le pouvant dans toutes, sans une cause qui le détermine à rom-

pre l'état de repos où il est supposé. Il est aisé
de voir que cet état de repos ne peut s'ad-
mettre que par des suppositions abstraites,
indispensables dans l'exposition analytique
des phénomènes, et dans la recherche des
circonstances et du mécanisme d'après lesquels ils arrivent. Et parmi les circonstances
qui déterminent le fluide à se porter dans les
nerfs qui souffrent ou qui ont souffert des
déperditions, on peut compter le mouvement
alternatif d'élévation et d'abaissement du cerveau, l'irritation dans ces nerfs, qui résulte
des déperditions, et la tendance du fluide à
se mettre en équilibre.

156. Dans les animations partielles, c'est-
à-dire, dans celles qui s'effectuent dans une
partie du système, le fluide est déterminé
du cerveau vers les parties où les forces
agissent. Dans les fonctions de tous les organes,
le fluide nerveux doit nécessairement concourir avec l'action des causes respectives,
et ces causes n'agissent point dans les organes
externes, d'une manière diverse de celle dont
elles agissent dans les internes. Ainsi, de l'usage
du fluide, de sa nécessité dans les fonctions,
de ce qu'il y est dépensé et réparé, et de son

indifférence, dans l'état de repos, à se porter dans telle ou dans telle autre partie (155), on peut conclure qu'il est déterminé du cerveau vers les parties où les causes agissent.

En effet, un objet occasionne une animation qui, dans le premier instant extrêmement petit, se propage jusqu'au cerveau, et peut être partielle ou générale, suivant la quantité d'action de l'objet, et l'état du système. Lorsqu'elle est partielle, dans le second instant, elle se réfléchit du cerveau vers la partie animée, et ainsi alternativement : et c'est par cette réflexion que dans le troisième instant, etc., le mouvement est plus vif dans l'organe où l'objet agit, et que la perception est plus vive et plus complète.

Par exemple, si l'on se blesse, le système n'étant animé que faiblement, on s'apperçoit aussitôt de la blessure, ou de la sensation qui va en augmentant, jusqu'à un certain point. Mais, si le système est vivement animé en ce moment-là, on ne s'appercevrait point sur-le-champ; c'est-à-dire, que le corps qui la cause ne produit point une animation suffisante pour se communiquer à l'organe cérébral, pour y changer aussitôt la perception actuelle; ce n'est que par la diminution de l'animation préexistante ou de sa perception, et par l'augmentation de celle de la blessure, qu'on perçoit cette dernière dans toute sa force.

157. Il est aisé de voir que, dans les animations partielles, c'est par la communication du mouvement que les objets excitent, et par une augmentation d'animabilité dans les organes, qu'elles y sont plus vives dans le second, dans le troisième instant, etc., ainsi que les perceptions (58). En effet, l'animation devient plus vive dans les instants suivants, parce que, dans le premier, elle doit changer le mouvement où se trouve le cerveau; ce n'est qu'après ce changement et par la réflexion du mouvement vers la partie animée, que l'impression est plus vive, parce qu'il y a une petite quantité de fluide de dérivée. D'un autre côté, en supposant que le mouvement excité dans l'organe soit aussi vif dans le premier instant que dans le second, jusqu'à ce qu'il se soit propagé au cerveau, il ne peut pas être perçu; et il ne peut l'être dans toute sa vivacité, qu'après qu'il s'est communiqué à toute la masse cérébrale. Ainsi, cette communication s'effectuant moins promptement, à proportion que l'impression externe

est moins vive, ou qu'elle trouve des obstacles dans le cerveau, il est clair que les perceptions n'acquièrent toute leur vivacité qu'après des instants qui varient suivant la vivacité des impressions dans les organes, et suivant l'état où se trouve l'organe cérébral.

158. Nous pouvons ici faire une remarque ; c'est que par l'explication mécanique on est conduit d'une manière plus simple et plus directe à l'intelligence des phénomènes dont les uns sont plus spécialement du ressort du médecin, et les autres du métaphysicien ; ils sont tous produits d'une manière semblable, et la différence des uns avec les autres ne dépend que de la quantité diverse de la substance animable, de la structure particulière des organes, et de la nature et de l'intensité des causes : tous peuvent donc s'expliquer par les lois des animations. Je me permets cette digression, crainte que des préventions contraires ne fassent juger différemment ces objets.

Si l'on jetait un coup-d'œil sur les deux ordres de sensations (88), on verrait que, dans l'état de santé, les internes sont plus habituelles et plus uniformes, et que les externes sont plus variées, tant à raison des causes, que de leur intensité. Mais, l'un de ces ordres n'acquiert d'activité qu'aux dépens de l'autre ; et souvent l'activité de l'un influe sur l'activité de l'autre. En effet, lorsque le cerveau et les nerfs des organes externes sont un peu épuisés, et que les fonctions des organes internes sont plus actives, les sensations externes doivent s'affaiblir ; et réciproquement, lorsque ces dernières s'opèrent avec vivacité, les internes doivent languir. Dans d'autres cas, l'activité de l'un est augmentée par celle de l'autre, comme on l'a déjà vu. Cependant toutes les sensations s'exécutent dans le même système ; et si elles deviènent alternativement plus énergiques, c'est que les causes externes et les internes agissent alternativement avec plus d'activité, et que les nerfs des organes se trouvent alors plus pourvus de fluide les uns que les autres. En conséquence, lorsque les sensations externes sont vivement excitées, elles se communiquent à tout le système ou à toute la masse cérébrale, les internes étant alors trop faibles pour leur résister. C'est aussi par cette même raison que, lorsque le cerveau se trouve fatigué de ses opérations, on ressent du plaisir à faire un peu d'exercice, l'inaction occasionnant l'ennui, ou n'empêchant pas la continuation des mouvements de l'organe qui sont alors incommodes, et qu'au contraire après l'exercice du corps, porté jusqu'à la lassitude, on est disposé à jouir du spectacle, de la société, etc.

De plus, on peut déduire des mêmes lois (58, 77) tout ce qu'on a dit de la sympathie des organes. En effet, tous les nerfs ou tous les organes sympathisent dans les grands mouvements; les uns sympathisent entre eux exclusivement aux autres, lorsque l'irritation est modérée; et, lorsqu'elle est très-faible, on n'y observe aucune sympathie. Elle est donc relative à la quantité du mouvement excité dans un nerf; à la contiguité de la substance médullaire avant de se bifurquer pour former le nerf excité et celui ou ceux avec lesquels il sympathise; à leur communication dans les ganglions, dans les plexus, dans la moëlle épinière et dans le cerveau. De là on conçoit qu'il peut y avoir perception du mouvement, déterminé dans un organe par sympathie, s'il se propage jusqu'au cerveau, et qu'il s'exécute sans perception, s'il y a des obstacles, ou si le mouvement est par trop faible. Par ce seul fait il est aisé d'entrevoir à quoi se réduit la distinction des mouvements, en volontaires et en mécaniques, en libres ou spontanés, et en nécessaires, etc. Enfin, on y voit d'une manière incontestable la raison des différences des perceptions et de leur distinction en vives et en faibles, en claires et en obscures, en distinctes et en confuses, et le procédé par lequel d'obscures elles sont rendues claires ou vives, etc.

159. L'organe cérébral perçoit les parties du corps où les objets agissent, et ce, en raison des mouvements excités. La perception d'une animation se réduit à celle de sa vivacité et à celle de la direction suivant laquelle elle se transmet au cerveau ; par conséquent, à la perception du point où elle est excitée et d'où elle se transmet suivant la direction du nerf (50). Mais le cerveau ne perçoit pas l'animation faible, simultanée d'une très-vive (119), et ne perçoit une successive qu'à cause de sa différence avec le mouvement actuel (120). Le mouvement est plus vif dans l'organe où l'objet l'excite que dans le reste de son nerf, et plus dans ce nerf que dans les autres parties du système ;

cet organe devient, par cette raison, perceptible, et d'autant plus que le mouvement y est plus vif. Effectivement, c'est par les animations et en raison de leur quantité, que l'homme est averti de l'action des objets et des points du corps où ils agissent.

160. L'impression dans le cerveau diffère de l'impression dans l'organe externe par la vivacité. En effet, cette impression est plus vive dans l'organe où l'objet agit que dans le reste de son nerf, et ne peut se communiquer au cerveau que par ce nerf. Ainsi, si la vivacité de l'animation s'affaiblit à proportion qu'elle s'éloigne de l'organe externe, elle ne peut pas se transmettre au cerveau avec toute sa vivacité.

161. L'impression dans le cerveau est plus vive dans la partie de sa substance, continue avec celle du nerf de l'organe extérieur, que dans les parties contiguës; et dans celles-ci, la vivacité de l'impression diminue à proportion qu'elles sont plus éloignées de la partie qui se prolonge à l'organe animé. Le mouvement s'affaiblit à mesure que du petit espace d'un nerf où l'objet l'excite, il se propage à des distances plus grandes; et dans le

cerveau, ce mouvement doit perdre de même un peu de sa vivacité dans les points de sa masse qui sont plus éloignés de ceux animés plus immédiatement. En effet , ce mouvement, dans le petit espace du nerf où il est immédiatement excité, est à celui qui s'exécute dans tout le reste de ce nerf , à peu près comme le mouvement dans la partie de la masse cérébrale où il est immédiatement excité, est à celui qui se communique au reste de cette masse, et sa vivacité doit s'affaiblir à proportion qu'elle se partage à un plus grand nombre de points de cette masse, et que ceux-ci sont plus éloignés de ceux où elle a plus d'intensité. Aussi, après que des sensations de la même espèce se sont déjà exécutées avec beaucoup de vivacité et assez long-temps , non seulement l'organe externe en est fatigué, mais l'interne se trouve aussi disposé à être plus agréablement animé par les nerfs des autres organes.

Les perceptions des objets visibles sont les plus vives , parce que les impressions qu'ils causent dans ces organes , le sont par une plus grande quantité de substance médullaire dans les nerfs optiques (63 , 78); or , dans le cerveau, il y a plus de cette substance ani-

mée immédiatement par ces nerfs , et là l'impression doit moins perdre de sa vivacité.
Ceci est de plus bien prouvé par des phénomènes connus sous le nom de sympathies nerveuses. Car le mouvement excité dans un
nerf se manifeste dans un autre s'il y a juxtaposition des filets nerveux avant de se rendre
aux organes ; mais toutes les parties du système sont liées entre elles , et si le mouvement d'un nerf ne se communique qu'à tel
autre exclusivement , c'est qu'il s'affaiblit à
proportion qu'il se propage , et n'est plus suffisant pour se communiquer aux autres nerfs.
S'il en était autrement , l'irritation qu'on causerait dans un nerf, ne se communiquerait pas
seulement à tel autre , mais à tous , soit dans
la moëlle épinière , soit dans le cerveau et
dans les ganglions , et tous , par conséquent,
donneraient également des signes de cette
communication , comme il arrive dans les
grands mouvements.

162. Il est possible que la disposition organique de la substance cérébrale qui , sans
doute , n'a pas d'autre faculté que la nerveuse, particularise la sensation dans l'organe
interne , à peu près comme la disposition des

bouts des nerfs dans les organes externes détermine ou modifie leur manière de sentir.
La perception n'est que la sensation du cerveau ; et là, elle peut différer de la sensation
aux extrémités des nerfs par la manière suivant laquelle la substance blanche y est dis-
posée et limitée par la substance cendrée, par
les formes visibles qu'elle a dans cet organe
et dans la moëlle allongée, et par d'autres
circonstances organiques. Il en résulte que la
différence des impressions dans le cerveau,
avec les mêmes impressions dans les nerfs,
dépend de la quantité animable et de l'arrangement de la masse blanche. Cependant,
comme chose plus sûre, et d eplus bien suffisante pour l'explication des phénomènes, nous
nous bornerons aux différences qui correspondent à celles de la quantité de cette substance et de son fluide ; et puisqu'elle est plus
considérable dans le cerveau et ses dépendances que dans un nerf, les animations qui
seraient immédiatememt excitées dans cet organe, seraient bien plus vives, et les perceptions doivent l'être en raison de la quantité
cérébrale animée par l'action des organes des
sens.

J'ai dit que la substance cérébrale n'a pas

d'autre faculté que la nerveuse, et qu'on peut considérer les actes de percevoir par la quantité et la différence des animations, parce que cette substance est en effet la même dans le cerveau et dans les nerfs des organes des sens; et que, si la disposition particulière des extrémités nerveuses dans ces organes, donne lieu à la différence spécifique des sensations, c'est parce qu'en vertu de sa propriété telle ou telle espèce de causes peut animer ces extrémités, et que, dans les organes quelconques, l'animation est modifiée par le mouvement des parties animales. Le cerveau, par la même faculté des nerfs et par ses propriétés anatomiques, perçoit ou sent, pour ainsi dire, les sensations externes. Ces propriétés étant celles de sa position, de sa grandeur relative à celle des nerfs, de ses rapports avec les organes, d'identité de sa substance et de son organisation avec la nerveuse, etc., on conçoit qu'à cause de ces propriétés, l'organe cérébral sent les diverses espèces de sensations par la même raison et de la même manière que le nerf optique sent les variétés des impressions visuelles, l'auditif les variétés du son, etc., etc. En vertu donc de la faculté commune à tout le système, le cerveau per-

çoit comme un nerf sent ; il perçoit une sensation, parce que le mouvement qui la constitue, en se communiquant à cet organe, l'a-
nime du même mouvement ; à cette différence
pourtant avec un nerf ou un organe des sens,
c'est qu'il perçoit les sensations de diverses
espèces, parce qu'il renferme une plus grande
quantité de substance animable qui, par sa
quantité et sa continuité avec les organes immédiats des sensations, peut recevoir les mouvements que les objets y déterminent dans tous.

163. La perception de l'animation physique
se compose de la perception du mouvement,
et de celle de l'organe où le mouvement est
excité. Le cerveau perçoit l'organe qu'un
objet anime, et ne le perçoit que par le
mouvement (159) ; la perception est donc
composée de celle de l'organe et de celle du
mouvement qui y est excité.

D'où l'on voit la possibilité de la perception
des sensations sous le rapport de genre et
d'espèce (24), et de la distinction des objets
des sensations externes, en autant d'espèces
que d'organes. Le cerveau perçoit, en effet,
ces objets par es impression s qui leur ont con-

I.

formes , et les distingue par les différences et
de ces impressions et des organes ; aussi n'en
faut-il pas davantage pour qu'il soit l'organe
de la pensée.

Il en est de même lorsque la sensation est
générale : la perception se compose alors de
celles du corps et de la différence de son état
actuel, avec celui où il se trouvait avant qu'il
fût changé. On peut quelquefois reconnaître
comme intégrantes de cette perception, celle
de la position absolue ou respective des organes,
celle de leur conformation externe , etc. ; ce
qui nous fait voir , qu'à proprement parler, il
n'y a point de perceptions simples (109), et
qu'elles ne sont considérées comme telles,
que relativement à d'autres plus composées.
C'est dans la possibilité de cette composition,
qu'on trouve la possibilité des phénomènes de
la mémoire, de l'imagination, etc.

164. La perception des corps extérieurs se
compose des perceptions des mouvements qu'ils
occasionnent , et de celles des organes dont le
concours est nécessaire pour qu'ils soient
perçus. Un corps est un composé , dont les
qualités peuvent être de diverse espèce , et
ne peuvent, par conséquent , agir que sur

divers organes ; et comme leur perception est nécessaire à l'idée, ou perception totale de ce corps, il est clair que divers organes doivent y coopérer. La perception d'une animation ou objet simple , est composée de celle du mouvement et de celle de l'organe (163), et la perception d'un corps doit l'être des perceptions des mouvements et des organes où ses diverses qualités les excitent.

Il suit delà, que l'organe cérébral acquiert les idées des corps , par le concours de plusieurs organes. Nous verrons ailleurs la raison pourquoi , ces idées ayant été une fois acquises, un seul organe suffit pour les reproduire. La diversité des mouvements , ou de leur intensité, n'est pas toujours suffisante pour les distinguer ; la diversité des organes peut alors y suppléer ; leur concours devient donc nécessaire, tant sous le rapport de leur diversité , que sous celui des mouvements. Si un objet est mieux connu à proportion qu'il est mieux distingué ; pour l'être , il faut que l'organe cérébral puisse percevoir toutes les qualités, dont les unes peuvent lui être communes avec d'autres objets, et les autres lui être particulières, et dont la réunion forme l'idée de cet objet. On voit que le cerveau a besoin de plusieurs organes pour parvenir à la connaissance des objets.

Par exemple, qu'une cause détermine une irritation dans une partie externe du corps, l'organe cérébral ne perçoit que cette irritation et le point d'où elle lui est transmise. Mais si on porte la main à cet endroit, si on y dirige les yeux, on touche et on voit l'objet de l'irritation, etc.

165. Les métaphysiciens reconnaissent qu'il se mêle des jugements dans les sensations ; on pourrait même avancer qu'il n'y a pas de sensation, quelque simple qu'on la suppose, sans jugement, et que la distinction des sensations, ou des perceptions, ne peut s'opérer que par la réflexion, d'où résultent des jugements. Ainsi, cette distinction étant plus aisée, à proportion que les différences entre les impressions sont plus marquées, et qu'à ces différences se joignent celles des organes, on apperçoit que le cerveau se forme des idées plus nettes, lorsque les impressions qui lui sont transmises, sont plus marquées, et que plusieurs organes y coopérent ; alors aussi le mécanisme de la réflexion est plus facile.

On peut observer, que ce n'est pas tout à fait la même chose quand on ne considère la faculté intellective que relativement aux simples sensations, que quand on considère ces sensations comme s'effectuant dans le système. Ce n'est même que par abstraction, qu'on peut se permettre de les considérer à la manière des analystes : ce qui, à la vérité, est exigé par la méthode même. Car, dans la question de savoir s'il y a ou non jugement dans une première sensation simple, il n'y a rien de plus aisé à décider ; il n'y a pas et ne peut y avoir de jugement entre deux sensations externes, puisqu'il est supposé que c'est une première et unique sensation ; mais il y a ou peut y avoir jugement, relativement à l'état de vie des organes, si l'on envisage cette sensation unique comme s'effectuant dans un système déjà animé, laquelle a toujours un rapport avec l'animation totale, où elle occasionne un changement quelconque. Pour recevoir une sensation externe, il faut être animé intérieurement ; la perception de la sensation est une composée (163), et il suffit de la percevoir comme telle, pour qu'il y ait jugement.

166. De la possibilité de percevoir les organes, comme extérieurs (163), découle celle de percevoir les objets comme extérieurs à ces mêmes organes ; de les percevoir, par conséquent, comme existans au dehors, et de leur rapporter les impressions ou les animations qu'ils occasionnent (j). Mais, pour

---

(j) Si l'on desire une connaissance complète autant qu'exacte sur la manière et le moyen dont le corps sentant parvient à connaître sa propre existence et celle des corps qui lui sont étrangers ; comment il les distingue, comment il démêle leurs propriétés et apperçoit leurs rapports ; il faut la chercher dans l'ouvrage de M. de Tracy, et notamment dans les chapitres VII de son idéologie, et V de sa logique. « C'est à la faculté de vouloir, dit-il, p. 143, jointe » à celle de nous mouvoir et de le sentir, que nous » devons la connaissance de ces corps et la certitude » de la réalité de leur existence ; et pour que ces fa- » cultés produisent cet effet, il faut que ces corps » soient doués d'une certaine force de résistance au » mouvement. »

La connaissance assurée de ce qui n'est pas l'être sentant, résulte de la sensation quelconque, éprouvée et suspendue à volonté, c'est-à-dire, éprouvée par un mouvement voulu, ou par hasard, mais suspendue et renouvelée alternativement par un mouvement volontaire, par lequel on fait changer l'organe de rapports,

y parvenir, l'organe cérébral a besoin non
seulement du concours de plusieurs organes,
mais aussi de la réflexion ; et de là , doit
résulter la composition de ces perceptions ,
dont une des composantes est celle du lieu qu'ils

---

ou l'on ne fait qu'y déterminer l'une des deux circonstances de la loi (16). Tous les organes des sens sont
susceptibles d'être mus volontairement ; mais , comme
l'a fort bien remarqué M. Tracy, les mouvements ne
peuvent être volontaires, si auparavant ils ne sont pas
arrivés fortuitement ; car on ne peut desirer d'exécuter
un mouvement, on ne peut l'exécuter avec intention ,
si ce mouvement ne s'est pas effectué automatiquement.
Les faits physiologiques et idéologiques concourent à
prouver la préexistence des mouvements automatiques ;
et que, par ces mouvements, c'est l'organe du toucher
qui, bien plus que les autres, est à portée d'être appliqué aux corps environnants ; à quoi il faut ajouter
que cet organe est le plus développé et le plus exercé
à la naissance. Aussi l'auteur précité donne-t-il avec
raison la préférence à cet organe, relativement à
l'origine et à la certitude des idées d'existence, dont
la première, la plus aisée à percevoir, est la sensation
de résistance ; et il conclut, p. 163 , « que quand un
» être organisé de manière à vouloir et à agir , sent en
» lui une volonté et une action et en même temps une
» résistance à cette action voulue et sentie , il est
» assuré de son existence et de l'existence de quelque
» chose qui n'est pas lui. » Voyez la note (i).

occupent, différent de celui du corps animé. En percevant les impressions et les organes, et par ce moyen les corps environnants, le cerveau doit appercevoir les conditions nécessaires et particulières aux organes, pour que ces impressions y soient effectuées. Ces corps doivent, en effet, être en contact avec les organes du toucher et du goût, et peuvent animer les trois autres organes à des distances variées. La possibilité de percevoir ces conditions et les organes, comme étant extérieurs, influe sur la possibilité de percevoir les objets comme extérieurs, ou comme occupant des points déterminés dans l'espace.

167. Il resulte de ce qui a precedé, 1° que le nombre des organes ne contribue pas seulement à la multiplicité des sensations de diverses espèces, mais aussi aux fonctions cérébrales, relatives à l'intelligence ; 2° que le cerveau contribue à la formation des idées, à leur multiplicité, et par conséquent aux opérations intellectives, à proportion de sa substance animable. Au nombre des organes externes, il faut donc joindre le volume du cerveau, et on aura la raison par laquelle l'homme est plus apte aux fonctions intellectives.

Enfin, il me semble bien prouvé que la différence de la perception, avec l'impression qui arrive là où la cause est appliquée, ne dépend point d'une faculté, ou substance différente (8, 143, 146); elle dépend évidemment de la quantité animable et du mécanisme des organes, qui doit nécessairement être analogue à leur structure particulière; à quoi on peut ajouter la position et les rapports du cerveau avec tous les organes.

168. La vivacité des perceptions est exactement proportionnelle à la vivacité des animations nerveuses, et doit varier de la même manière et par les mêmes causes; et comme la connaissance qu'on prend des objets est une perception composée, mais distincte, les sensations pouvant être distinguées plus aisément, à proportion qu'elles sont plus vives, il s'ensuit que la connaissance est relative à la vivacité des perceptions.

169. Nous avons dit que dans les animations partielles il y a perception des organes où elles sont excitées; que dans les grandes animations il y a, de plus, perception des mouvements qui en résultent dans les autres parties du corps; et que ces perceptions se forment plus

complètement par la réflexion du mouvement du cerveau vers les points animés. De là on peut déduire que, si une force agit de manière que le mouvement qu'elle imprime à une partie du système se propage jusqu'à une autre extrémité, et qu'il excite un mouvement dans la partie où aboutit cette extrémité, les parties du corps plus perceptibles sont celle où la force est appliquée, et celle où ce mouvement est déterminé. Ainsi donc, le mouvement du fluide est plus vif aux points où il est excité et où il se termine; par conséquent, dans l'organe externe et dans le cerveau, lorsque l'animation est partielle; et, de l'organe externe et dans les extrémités nerveuses dans tout le corps, lorsque l'animation est générale et énergique.

170. Maintenant, si on voulait examiner la sensation relativement à la perception, on trouverait que c'est de circonstances organiques et mécaniques que dépendent les différences d'un ordre de sensations avec l'autre.

. D'abord, le fluide et la substance blanche se trouvent en plus grande quantité dans les nerfs des organes des sens; conséquemment la quantité des animations externes est plus grande que celle des internes dans l'état ordinaire; l'organe cérébral doit en être plus vivement animé, et doit d'autant moins percevoir les internes. De plus, le cerveau est plus à portée d'être animé par les organes externes, à cause de l'origine immédiate de leurs nerfs ; et leurs impressions se communiquent au cerveau en entier, tandis que celles que reçoivent les nerfs dans les organes internes s'affaiblissent et se confondent avant de pouvoir arriver jusqu'au cerveau, en se communiquant anx filaments juxtaposés dans la moëlle épinière, ou à d'autres nerfs qui correspondent au moyen des ganglions ou des plexus. Ajoutez à cela que la subdivision des extrémités nerveuses dans les organes internes contribue à l'affaiblissement des impressions, et que le mouvement nerveux se réfléchit vers les points d'irritation sans parvenir au cerveau.

Ainsi donc, les perceptions des sensations internes sont vagues, obscures ou confuses, à cause de leur nombre, de leur uniformité, de leur continuité et de la vivacité des externes; et elles sont nulles à cause de l'insuffisance du mouvement. Si l'on supposait donc que l'ordre des externes pût se trouver extrêmement affaibli ou suspendu, le cerveau pour-

rait percevoir les internes avec une sorte de
distinction ; or, il y a plusieurs organes internes
dont les fonctions sont perceptibles dans la
supposition ci-dessus ; les perceptions sont
exactement analogues aux animations qui s'effectuent dans les divers organes ; et l'homme,
réduit au seul ordre des animations internes,
pourrait percevoir et réfléchir : il aurait de
quoi juger et vouloir.

171. On peut conclure que l'aptitude à la
perception des sensations, de leurs objets et
des organes, est propre à l'organe cérébral,
et résulte de son animabilité et de sa structure ;
que cet organe ne perçoit d'abord que les
mouvements et les organes où ils sont excités ;
et lorsqu'ensuite il a appris à les rapporter à
leurs objets, et qu'il en a contracté l'habitude,
les mouvements ne font que l'avertir de la présence des objets ; parce que les mouvements et la
réflexion par laquelle ils sont rapportés à leurs
causes hors du système ne sont alors que peu
ou point apperçus. L'intelligence ou l'aptitude
à la science n'est donc autre chose que l'aptitude de l'organe cérébral à la perception des
propriétés des animations ; les sciences sont
autant de systèmes d'idées que l'homme s'est

formées des propriétés des corps, ou, si l'on veut, des qualités, des quantités et de leurs différents rapports ; et le cerveau, par son fluide et par sa structure, qui lui donnent l'aptitude au mécanisme de la réflexion, concourt avec les organes externes à la formation de ces idées.

CHAPITRE VIII.

De la propriété des Sensations d'être agréables ou désagréables.

172. Si l'organe cérébral perçoit les animations simplement comme conformes aux causes qui les déterminent, en les différenciant entre elles, ces perceptions constituent les idées que cet organe se forme des qualités sensibles ; s'il les perçoit uniquement comme différant chacune d'intensité, ces perceptions constituent les idées de quantité ou de degré des qualités. Mais, s'il perçoit l'intensité ou la quantité des animations comme relative à l'état actuel du système, ces perceptions sont celles de plaisir ou de douleur (145) ; or, il ne peut

percevoir les objets que par les animations, et il ne peut percevoir ces dernières que dans le système et relativement à son état. De là il résulte qu'une animation est ou peut être toujours perçue comme ayant un rapport quelconque avec l'état de l'individu; par conséquent, comme agréable ou désagréable; et, qu'en rapportant ces effets à leurs causes, les objets sont ou peuvent être toujours perçus comme agréables ou désagréables; c'est-à-dire, comme déterminant des changements favorables ou contraires à l'état actuel.

173. Les animations sont donc agréables ou désagréables, parce qu'elles sont des mouvements, et que la quantité de ces mouvements a toujours un rapport quelconque avec la quantité du mouvement total ou la vie; et comme il n'y a ni plaisir ni peine sans un mouvement nerveux qui ait une quantité déterminée, et dont la perception est une composée de celles du mouvement ou de l'objet qui l'occasionne, de l'état actuel du système, et du rapport de ce mouvement avec cet état, on peut regarder le plaisir et la douleur comme une propriété des animations.

174. La vie se compose des deux ordres de

sensations (en faisant ici abstraction des mouvements musculaires et des sensations qui en résultent), et toutes les sensations sont ou agréables ou désagréables. Lorsque cette composition ne renferme que des sensations agréables, elle constitue cet état qu'on appèle bonheur; et lorsqu'elle ne renferme que des sensations désagréables, c'est l'état qu'on appèle malheur.

De là il suit que la perception d'une sensation, comme agréable, nous désigne la perception du rapport d'une composante à sa composée; et comme désagréable, elle nous marque la perception d'une sensation comme n'ayant pas le même rapport, comme n'étant pas une composante de l'état de bien-être.

175. La vie est sujète à de fréquentes variations; ce sont celles qui arrivent à la quantité de l'animation composée ou totale, elles dépendent des variations d'intensité que souffre chacune des fonctions. On peut distinguer trois états de la vie : celui où la quantité d'animation n'est ni trop faible ni excessive, et qui constitue le bien-être; et les deux autres états, ceux qui résultent des variations de l'état de bien-être en plus et en moins. Le cerveau

perçoit ces divers états; car il fait partie essentielle du corps animal, et sa fonction de percevoir fait partie de l'économie : on ne vivrait pas, si l'on n'appercevait pas que l'on est animé.

On sent bien qu'entre ces trois états, il y a des différences graduelles, de manière que l'état de bien-être peut varier jusqu'à un certain point sans devenir état de douleur ou d'ennui. Ainsi, d'un côté, son dernier degré le plus élevé est voisin du premier degré de l'état de violence ou de douleur; et de l'autre côté, son degré le plus faible touche le premier degré de l'état d'ennui ou de faiblesse des mouvements nerveux. Le système est susceptible depuis le moindre degré de plaisir jusqu'à la douleur la plus violente, ou depuis le moindre mouvement jusqu'à celui qui peut causer la mort, tel qu'un violent accès de colère, une joie excessive, etc.

176. L'état de bien-être peut varier, soit par les changements qui arrivent à l'animation composée, soit par ceux que subit quelqu'une de ses composantes; il peut et doit varier suivant l'influence réciproque des deux ordres de sensations, et celle-ci suivant que la subs-

tance animable et les agents dans les divers organes y coopèrent dans des proportions dif-férentes. On voit de là que ses changements dépendent, d'un côté, de toutes les causes qui font varier la quantité du fluide nerveux, son animabilité et celle de la substance blanche, et de l'autre, de la nature, du nombre et de l'intensité des causes qui doivent l'animer, ou de leur défaut.

En effet, nous avons vu que la quantité du fluide varie suivant le rapport entre ses pertes et ses réparations, et que le système doit va-rier dans ses relations avec les organes; de là résultent les variations des animations, par conséquent, celles de cet état qui constitue le bien-être. Le pouvoir de l'organe propre à cette sécrétion, ainsi que celui des autres qui doivent y coopérer, est limité; les pertes de fluide contribuent à ses réparations, lorsqu'elles ne sont pas excessives; mais ses grandes dé-perditions ne pouvant, en raison du temps, du pouvoir des organes et des moyens néces-cessaires (102), se proportionner avec les ré-parations, la vie languit ou est abrégée. Dans cet état, toutes les fonctions souffrent, et la vie se compose alors de sensations désa-gréables. Ainsi, toutes les causes qui excitent

I.

14

de grands mouvements doivent animer désagréablement, parce que la quantité d'animation est trop forte pour ne pas troubler l'ordre des fonctions, parce qu'il y a une grande consommation de fluide, et que consécutivement les fonctions s'en ressentent.

177. Mais, puisque l'animation composée, comme une simple sensation, est un résultat de la loi (92), elle doit aussi subir des changements de la part des causes qui doivent y concourir suivant les conditions exigées par la nature des fonctions. Le système n'est qu'animable ; quelles que soient les substances et les parties où elles s'appliquent, elles ne peuvent faire que l'animer depuis le moindre degré jusqu'au degré le plus élevé ; et les animations doivent varier suivant la faiblesse ou l'énergie des agents, et suivant leur durée. Ainsi, sous le simple rapport des causes, l'état de bien-être doit continuellement changer, soit en plus, soit en moins ; et il doit revenir continuellement au même point, soit parce que les causes qui l'ont fait varier cessent d'agir, soit parce que des causes contraires l'y ramènent. Ces variations dépendent de causes externes et de causes inhérentes à l'organisation ; elles dé-

pendent de la nature, de la quantité et de la durée des mouvements qui constituent la vie. De là il suit que, quand bien même l'animal serait tout à fait étranger aux causes externes, son état ne serait point invariable.

178. On peut reconnaître dans l'homme une tendance constante vers son bonheur, c'est-à-dire, vers le meilleur état qui lui soit connu ; et une tendance suppose une différence apperçue. L'état actuel est donc relatif à la différence de ce qu'on est avec ce qu'on voudrait être ; et cet état nous désigne la modification actuelle du système, qui elle-même résulte de l'ensemble de toutes les fonctions.

Nous pouvons prendre le bonheur comme étant le même pour tous les individus ; car il ne varie que par la différence des habitudes, des goûts, etc. ; il ne varie que relativement aux moyens d'y parvenir, soit que, par l'éducation reçue, on connaisse mieux ces moyens, et qu'on en connaisse un plus grand nombre, soit que par elle on ait appris à les envisager sous tel ou sous tel autre rapport.

179. La douleur est causée par des puissances dont l'action imprime un trop grand mouvement au système nerveux, de là à tous

les organes, pour qu'il soit compatible avec l'état de bien-être; et quand ce mouvement s'exécute avec plus d'énergie dans une partie du système ou dans un organe (c'est ce qu'on appèle douleur locale), en vertu de la loi (77), il trouble bientôt les autres fonctions. Le plaisir est causé par des puissances qui animent moins vivement, mais qui impriment toujours aux fonctions un degré modéré d'activité; et l'ennui résulte du trop peu d'action ou d'effet que des puissances y occasionnent, ou de leur défaut.

On voit de là que l'ennui, le plaisir et la douleur, de même que les animations, sont, conformément à la loi (58), relatifs à l'intensité des objets et à la quantité animable actuelle (87); ils sont des propriétés des animations dont les quantités ont certains rapports avec le mouvement total; et pour voir qu'ils consistent dans ces quantités relatives, il suffit de considérer que, dans la douleur qu'on appèle physique, le fluide et la substance nerveuse sont excessivement animés, et que cette dernière ne peut l'être à ce point, sans entrer dans un certain état de frémissement très-vif au lieu où la cause s'applique; par cet effet, le fluide est vivement mu de la partie affectée vers d'autres, et doit animer plus ou moins tout le système : de là le trouble dans toute l'économie.

180. La vivacité des animations agréables est comme le changement qui arrive à l'état actuel relativement au bonheur. Cette vivacité se proportionne aux changements opérés ; car la cause qui produit un plus grand changement doit animer plus vivement ; or, plus ce changement est grand, et plus l'état actuel est approché du bonheur, et les différences de ce dernier état avec ceux où l'on se trouve par des causes successives doivent être réciproquement comme les vivacités dont on est animé, et conséquemment la vivacité des animations agréables est en raison inverse de ces différences.

D'où l'on voit que la vivacité du plaisir peut être exprimée par le rapport entre les différences de l'état de bonheur avec l'état où l'on se trouvait avant l'action des objets, et avec celui où l'on est pendant cette action ; car ces différences nous désignent les changements de situation ou d'état. Ainsi, en faisant varier l'état actuel vers celui ou l'homme tend constamment, on aura l'expression des degrés du plaisir par les quantités de ces variations, ou par les différences des unes avec les autres.

181. Si le système passe successivement de la plus petite quantité d'animation à la plus excessive, et de celle-ci à celle-là, il y a des variations dans le plaisir et dans la peine, qui sont relatives et à la quantité des animations, et à la différence des unes avec les autres. On éprouve de l'ennui, du plaisir ou de la douleur, suivant que les mouvements nerveux sont excités dans un degré différent; cependant, excepté la quantité d'animation qui fait la douleur la plus vive, les autres quantités ne sont agréables ou désagréables que d'une manière relative. Il est pénible, en effet, de passer du plaisir le plus vif au premier degré de douleur; mais il est agréable de sentir que la douleur la plus violente s'affaiblit jusqu'à son premier degré; il est agréable d'éprouver successivement des plaisirs qui vont toujours croissant jusqu'au dernier terme; mais il est désagréable de passer de là au plaisir le plus faible; un plaisir est plus vif lorsqu'il arrive après une peine, et l'est d'autant plus qu'il y a une plus grande différence entre les deux modifications.

182. Des variations ci-dessus dépendent celles qui arrivent dans les rapports du système avec les objets; car les quantités d'animation que ceux-ci excitent sont proportionnelles à leurs rapports avec l'état actuel. Cet état varie, par conséquent, ces rapports; de là il arrive que les mêmes causes produisent des effets variés, suivant qu'elles peuvent augmenter ou affaiblir l'intensité de l'animation totale actuelle. Dans le fait, si l'état actuel d'un individu se trouve éloigné de son bonheur, la cause qui peut l'en rapprocher l'anime agréablement avec une vivacité proportionnelle au changement qu'elle occasionne de l'état où il est vers celui où il tend; mais cette même cause ne l'anime que faiblement lorsqu'elle agit au moment où il ne peut subir par elle d'autre changement que celui qui fait sa modification actuelle. Ainsi, plus on le suppose éloigné de son bonheur, et plus la même cause, capable de le ramener au même point, l'anime avec vivacité, etc.

On sait en effet que ce qui plaît dans un temps souvent ne plaît pas ou déplaît dans un autre temps; ce n'est pas l'objet qui a changé, c'est l'état du système : par là le rapport de cet objet avec ce système n'est plus le même.

On sait également que l'état de bien-être est changé dans un besoin, tel que, par exemple, dans la soif; dans cette position, un liquide capable de calmer ou de détruire cette animation incommode, capable d'en produire une contraire à celle qu'on éprouve, cause un plaisir d'autant plus vif, que la soif est plus grande; mais la même boisson ne produit pas un effet aussi agréable lorsqu'on n'a pas soif, et ainsi de tout autre objet.

On peut aussi aisément remarquer que, dans le besoin, on est plus vivement animé, à proportion que la satisfaction est plus nécessaire à la conservation du bien-être. C'est ainsi que l'on sent plus vivement le besoin de manger que celui de se promener, et que les aliments animent plus vivement que la promenade. L'exercice n'est pas aussi indispensable que la nourriture. La nourriture influe plus sur le bien-être que l'exercice, et la vivacité dont on est animé par les aliments est à celle avec laquelle on l'est par la promenade, comme les changements respectifs que peut subir l'état actuel relativement au bonheur; la vivacité d'une sensation agréable varie donc suivant que son objet peut produire de plus grands ou de plus petits changements dans l'état actuel.

183. Il résulte de là (181, 182), conformément à ce qui a précédé (120 et suiv.), qu'un
plaisir est relatif à la différence de la quantité
de l'animation actuelle avec celle à laquelle
elle succède ; et qu'il l'est aussi à la différence
de l'actuelle avec la successive. On peut considérer, dans le plaisir, la différence de l'état
de bonheur avec celui où l'on était avant l'action de l'objet, et avec cet état modifié par cet
objet ; et comme le plaisir est proportionnel
au rapport de ces deux différences entre
elles, les plaisirs successivement éprouvés
sont comme les différences réciproques de
l'état de bonheur avec les modifications qu'on
éprouve : ils le sont donc comme les différences des modifications successives avec les
précédentes.

Le cerveau perçoit la différence d'un état
avec l'autre, d'une modification avec une autre, et celle d'un état où l'on se trouve avec
celui qu'on desire. Le plaisir, dans les animations successives, pouvant être exprimé par
ces différences, ses degrés sont aussi ordinairement perçus et estimés par et suivant les différences d'un état avec l'autre, au lieu de l'être
par celles du bonheur avec chacun de ces états
successifs ; ils le sont, en un mot, comme la

vivacité ou la quantité des animations : on en dirait autant de la peine.

184. Dès que l'état de bien-être varie à un certain point, il y a ce qu'on appèle *besoin* ; c'est l'excès ou le défaut de quantité d'animation, nécessaire pour constituer cet état, qui fait le besoin en général. Il y a alors une différence entre les deux états ; c'est pour cela que, dans tout besoin perçu, il y a desir ou tendance à changer d'état. Or, le besoin ou le desir, comme le plaisir et la douleur, de même que l'animation, peut être général ou particulier, ce que le cerveau distingue par la perception de tout le corps qui souffre, ou de tel organe ; car c'est aussi l'excès ou le défaut de quantité d'animation partielle, suffisante pour intégrer l'état de bien-être, qui fait le besoin particulier ; et, comme la sensation, il peut se classer selon les trois ordres de fonctions, et se distinguer en autant d'espèces.

La vie est une animation, et, pour être animé, il est nécessaire que des causes agissent à l'extérieur et à l'intérieur, qu'elles coopèrent aux deux ordres de fonctions, et que les muscles exécutent des mouvements. Ainsi, si l'on fait attention que les moyens propres et nécessaires à l'exercice des fonctions, s'usent pour les usages auxquels ils sont destinés ; que les moyens externes animalisés servent à la réparation des déperditions que souffrent les organes ; les uns, par l'action pour se procurer ces moyens ; les autres, par celle de les animaliser ; d'autres, par l'action de les préparer, ou de fournir ce qui est nécessaire pour que cette animalisation se fasse ; d'autres enfin, par l'action de distribuer les derniers produits des fonctions dans toute l'économie ; l'on apperçoit que les besoins sont déterminés par la constitution de l'homme, et par l'exercice de ses facultés, dont ils sont les effets nécessaires et immédiats.

Le besoin, en général, exprime donc les variations que l'état de bien-être éprouve, non seulement de l'excès des puissances, et de leur privation ou de leur insuffisance, mais aussi celles qui dépendent de l'animabilité : dans l'épuisement du système, il y a besoin ; il est senti et le desir naît, pourvu qu'il y ait souvenir d'un meilleur état déjà éprouvé.

185. Il est à remarquer que, conformément à la loi générale du mouvement des parties solides quelconques, le fluide nerveux et une

cause qui puisse le déterminer à exciter ces solides, étant nécessaires, le manque de l'un ou de l'autre est un besoin ; mais que, dans l'état régulier, c'est plutôt le défaut de fluide que celui de la cause, ou celui-ci plutôt que celui-là qui constitue le plus ordinairement le besoin, suivant qu'il arrive dans tel ou dans tel autre ordre de fonctions. Dans la détermination volontaire des mouvements des muscles, les causes agissent dans le cerveau, de même que dans la détermination volontaire des sensations éprouvées ; dans les animations physiques externes et dans les internes, les causes agissent aux extrémités nerveuses. Dans le premier cas, les causes peuvent être l'objet de besoins du même ordre ou d'un ordre différent, sentis par le cerveau ; et dans ce cas, comme dans l'autre, les causes ne font que déterminer le fluide nerveux à exciter les solides, en sorte qu'il est la cause immédiate de leurs mouvements. Mais, de la différence des points où agissent les causes susdites, naît celle du besoin qui se rapporte à l'une ou à l'autre circonstance de la loi du mouvement. En effet, le manque de certaine quantité de fluide dans les nerfs moteurs, fait éprouver le besoin du repos ; son abondance fait sentir le besoin d'agir ; dans ce cas , la cause détermine aisément le fluide à produire le mouvement des muscles , en donnant un objet ou une direction à ce mouvement ; et dans l'autre cas , elle ne le peut, ou il faut qu'elle soit très-puissante ; et il est bien clair que le besoin alternatif de repos et de mouvement dépend immédiatement du défaut et de l'accumulation de fluide dans les nerfs des muscles.

Dans les deux autres ordres , l'abondance ou le défaut de fluide occasionne, comme dans les nerfs moteurs, une tendance à l'action ou au repos des organes ; mais cette action ne pouvant s'exécuter sans les causes analogues , il arrive que le manque de ces causes fait le plus ordinairement le besoin qui se rapporte aux fonctions internes et aux animations physiques. En général, et mécaniquement parlant, le besoin consiste dans la nécessité sentie de ramener l'excès ou le défaut de la quantité actuelle d'animation à la quantité qui constitue l'état de bien-être ; c'est là en effet où les lois de l'économie font tendre l'être animé.

186. Nous avons dit que les sensations sont agréables ou désagréables suivant les rapports des puissances avec l'état actuel. Ces rapports

peuvent différer par la quantité animable ou état du système, par la nature des objets, par leur intensité et par les organes où ils agissent; les sensations doivent varier en conséquence, et les mêmes objets peuvent, à un degré différent, occasionner du plaisir, de la peine ou de l'ennui.

Les variations d'état peuvent être telles que les animations, d'agréables qu'elles étaient, devièent désagréables. C'est ainsi que l'animabilité étant extraordinairement accrue ou extrêmement affaiblie, les animations devièent pénibles; et, pour voir que la quantité d'action des objets fait varier les animations d'agréables en désagréables, si de modérée elle devient excessive, il suffit de faire attention aux sensations produites par une lumière modérée et par une trop vive, ainsi que par les odeurs, les sons trop énergiques, etc.

Enfin, puisque les agents, dans les organes, doivent nécessairement être propres à l'exercice de leurs fonctions (93), ils peuvent exciter des animations agréables ou désagréables, suivant qu'ils agissent sur tel ou sur tel autre organe: C'est ainsi que les aliments causent une sensation agréable dans les organes de l'odorat, du goût et de la digestion; et une désagréable dans ceux de la respiration, etc. Tous ces faits s'expliquent par la loi (92).

187. La durée de l'action des objets, pendant laquelle on ressent du plaisir, et passé laquelle l'ennui ou la fatigue et la douleur succèdent au plaisir, est en raison directe de la quantité du fluide nerveux, et en raison inverse de la vivacité de l'animation agréable. En effet, on ne peut éprouver une sensation également agréable dans tous ses instants, qu'autant que l'animabilité se conserve au même degré (58); et puisqu'elle s'affaiblit à proportion que l'action de l'objet se continue (47), la sensation doit s'affaiblir, et le plaisir diminuer successivement jusqu'à ce qu'il n'en soit plus un (179, 181).

Mais si la durée du plaisir finit par l'ennui, lorsque la vivacité diminue, elle doit se terminer par la fatigue ou par la douleur, lorsque la vivacité augmente jusqu'à un certain degré. Or nous avons vu que l'animabilité peut s'élever par la continuation du même mouvement, et en conséquence la vivacité. Ainsi, plus il y a de quantité animable, et plus il faut de temps pour qu'elle soit consommée par le même objet; et plus le plaisir est vif, et moins il a de durée. Cette durée est donc plus ou moins longue, à proportion que la quantité animable est plus ou moins abondante et que la vivacité est plus ou moins faible.

188. Puisque la continuation du même mouvement peut occasionner de l'ennui ou de la peine, il arrive qu'une animation devenant incommode, parce que l'objet use trop de fluide dans un nerf, on trouve agréable que d'autres objets agissent sur les autres organes.

Le fluide étant nécessaire au mouvement nerveux, si dans l'animation partielle il affluait du cerveau dans le nerf à mesure qu'il y est consumé, le mouvement continuerait de s'exécuter avec la même force, et le plaisir attaché à cette quantité de mouvement durerait toujours, si le fluide qui s'use dans cette partie du système n'était pas nécessaire dans d'autres parties, et que la substance du nerf n'en fût pas fatiguée. Si au contraire le fluide n'y était pas déterminé à proportion qu'il y est consumé, la quantité d'animation s'affaiblirait successivement en raison de la diminution de la quantité du fluide, et le plaisir deviendrait ennui. Mais l'objet agissant avec une certaine force, par la continuation de l'animation, la peine peut succéder au plaisir, soit à cause d'une certaine diminution de fluide dans le nerf de l'organe animé, soit à cause de son affluence extraordinairement augmentée par la continuation du mouvement, qui devient alors cause irritante du nerf.

On sait en effet que, quand les muscles ont été très-exercés, quand par conséquent leurs nerfs ont souffert une certaine déperdition, on y éprouve une sensation incommode, de la douleur même, en les contractant. Par la même raison, les mouvements dans le cerveau et le nerf optique, qui arrivent après que l'on a vivement et long-temps exercé ce qu'on appèle imagination, sont pénibles surtout dans l'obscurité. On sait aussi que, si de l'application d'une cause à une partie du corps il en résulte une sensation qui n'est ni agréable ni pénible, en continuant d'agir, la sensation devient incommode ou douloureuse, parce qu'elle détermine comme stimulant une affluence de fluide nerveux dans cette partie.

189. La fatigue d'un nerf ou du cerveau est relative à sa substance et à la quantité du fluide, puisque le mouvement leur est relatif; et elle est plus grande, ou se fait sentir plus tôt, lorsque,

I.   15

dans un temps donné et à quantité égale , c'est
le même mouvement qui se continue, que lorsque c'est une série de mouvements variés qui
s'y exécutent. C'est ainsi que, par suite d'une
longue et profonde méditation sur un objet, le
cerveau se trouve fatigué ; si la fatigue est
pour ainsi dire absolue, l'organe ne peut continuer ses opérations, ni sur le même sujet ni
sur d'autres , du moins sans erreur, ou sans
peine ; on est alors étourdi , étonné , et on
cherche à modérer , à faire cesser ces mouvements par de légères distractions, ou par l'application d'un corps froid sur le front, par
une boisson rafraîchissante , par un moment de
repos de l'organe , etc ; car le mouvement artériel , l'afflux du sang au cerveau et le dégagement de chaleur augmentent par l'activité de la
fonction intellective. Mais, si au lieu d'absolue
la fatigue n'était que relative à tel objet, en
changeant l'objet ou la série des mouvements,
l'organe pourrait encore exercer des opérations
et les exercer agréablement, l'état du cerveau
pendant la veille étant celui du mouvement et
la variété des mouvements ou d'objets le fatigant beaucoup moins.

Il est à observer que, pour que l'organe puisse
continuer son action intellective, après qu'il est

fatigué dans une classe d'idées, il n'est point nécessaire que l'autre classe soit aussi différente que le sont, par exemple, les mathématiques et la métaphysique, puisque cela arrive ou peut arriver non seulement d'une partie à l'autre de la même science, mais aussi d'un problème à l'autre, tous les deux se rapportant à la même partie. Or, si l'organe est fatigué absolument sur un problème, il ne peut s'occuper de l'autre ; s'il ne l'est que d'une manière relative, il peut exercer sa fonction sur l'autre problème, comme il le pourrait en passant de la médecine à la politique, de la combinaison des nombres ou des grandeurs à la combinaison des qualités les plus abstraites. Dans ce changement, il y a une différence purement mécanique ; c'est que, si l'organe, après être fatigué de ses opérations sur une matière qui lui est familière, voulait s'occuper d'une matière difficile, bien que la fatigue soit relative et le sujet des opérations différent, l'organe s'y refuserait, ou il en éprouverait bientôt une plus grande fatigue. Dans le changement contraire, l'action intellective peut se continuer, et se continuer agréablement. Dans le premier cas, l'organe étant fatigué, et devant augmenter le dégré d'attention, le changement lui devient pénible ; dans l'autre cas, le changement est agréable , parce que le sujet exige moins d'attention : ce qui se conçoit d'après ce qui a été dit plus haut (181). Ajoutez que tout cela est relatif à l'exercice de l'organe sur les diverses branches de nos connaissances, de manière que ce qui est facile pour un individu, peut être très-difficile et fatigant pour un autre.

Il me semble que ce phénomène peut fort bien s'expliquer par la quantité du fluide nerveux, par des circonstances mécaniques, et par celles où se trouve la substance cérébrale, quand on se livre à la méditation , phénomène qui est plus sensible lorsqu'on l'observe après que le cerveau a été affaibli par des travaux précédents. Pour le sentir , il n'est pas nécessaire qu'on soit adonné aux fortes occupations d'esprit ; on peut le remarquer dans les organes des sens, et notamment dans ceux de l'ouïe et de la vue. Dans le fait , la continuation du même son ou du même bruit ayant une certaine intensité, fatigue plus ou plus tôt l'ouïe qu'un air de musique continuellement répété , et un seul air plus qu'un grand nombre d'airs variés qui dans un temps égal , frappent successivement l'organe : la prolongation du son unique , outre qu'elle fatigue , excite l'impatience par la communication du mouvement à tous les nerfs (39).

Lorsque l'animabilité cérébrale est exaltée, et qu'après un sommeil suffisant, et immédiatement après avoir pris quelqu'excitant, tel que du café, on se livre à la lecture, on est obligé, au commencement, de diriger une partie de l'attention sur les fonctions vitales ou sur quelque objet extérieur, ou bien on interrompt par de courtes distractions les mouvements du cerveau, afin de les modérer, de saisir mieux les idées, et d'empêcher que l'organe ne soit promptement fatigué ; la lecture devient alors agréable, les mouvements du cerveau étant plus doux. Le même mouvement ou la même série de mouvements, par cela même qu'il s'exécute exclusivement et se continue dans le cerveau, a une force plus grande que celle d'autres mouvements ; et le même mouvement, par sa prolongation ou fréquente répétition, acquiert plus de force : on sait en effet que c'est là une des causes de folie. D'un autre côté, la quantité du même mouvement ou de la même série de mouvements peut, par sa prolongation ou par sa fréquente répétition, s'affaiblir successivement ; ce qui rend évidente la raison mécanique pour laquelle la variété est agréable, la continuation du même mouvement devenant pénible, s'il est bien vif, et ennuyeuse, s'il l'est moins, tandis que la variété des objets entretient le mouvement nerveux à un dégré moyen. Le cerveau peut, pendant un temps donné, éprouver une sorte de dégoût, soit pour tous les objets de méditation, comme l'estomac pour toute sorte d'aliments, soit pour tel ou tel objet, comme l'estomac pour tel ou tel autre mets. Ainsi donc, puisque la peine, le plaisir et l'ennui sont des propriétés d'animations, et que par l'intensité et la durée de ces propriétés on peut juger de l'état des organes animés, il s'ensuit que les variations ci-dessus de la puissance cérébrale, quant à son application à divers objets, sont dues à des circonstances mécaniques, mais relatives à la mobilité actuelle de la substance blanche, et à la quantité du fluide qui l'anime.

190. Les forces qui animent agréablement, pendant certaines durées, sont en raison directe de la quantité animable, et en raison réciproque de la durée des animations. Car le fluide s'use dans un temps qui est en raison inverse de l'énergie des objets ; les causes qui animent des quantités égales de fluide sont donc comme les durées réciproques des animations agréables qu'elles excitent. Mais, si des forces diverses

animaient diverses quantités de fluide, et si néanmoins les durées des animations agréables étaient égales, par la même raison que ci-dessus les forces seraient comme les quantités de fluide animées. Ainsi, si des animations agréables de diverses durées, sont occasionnées par des forces différentes, celles-ci sont entre elles selon le rapport direct des quantités animables, et selon le rapport inverse des durées.

De là il résulte que le même objet qui, avec un certain dégré de force, ou agissant pendant un certain temps, peut causer une sensation agréable, en produit une désagréable avec une force plus grande, ou dans un temps plus long.

191. Le plaisir est donc proportionnel au rapport entre la quantité animable et la durée de l'animation, ainsi que sa vivacité. La durée d'une animation agréable étant en raison directe de la quantité de fluide, et en raison inverse de la vivacité; plus la vivacité est grande, moins la durée du plaisir est longue; et la force étant comme la quantité d'animation qu'elle produit, ou comme la vivacité, la durée du plaisir est donc en raison inverse de l'intensité de cette force.

D'où l'on voit que, si la quantité animable était donnée (55, 54), on pourrait déterminer la quantité des forces nécessaires pour que de leur action il en résultât une animation agréable dans une durée déterminée. Car la vivacité du plaisir est comme la quantité animable donnée, divisée par la durée qu'on veut donner à l'animation (187); et la force requise pour avoir un plaisir d'une durée déterminée, peut être exprimée par le quotient de la quantité animable donnée, divisée par la durée qu'on veut donner au plaisir.

Dans cette expression on trouve que, si l'on supposait la durée trop longue, la force de l'objet serait pour lors trop faible pour produire une animation suffisante ; et sa faiblesse, jointe à la continuité, occasionnerait l'ennui. Si, au contraire, on supposait cette durée infiniment petite, alors, à proportion que l'animabilité serait plus grande, la force serait plus énergique, et l'animation deviendrait aussitôt pénible.

D'où l'on peut déduire qu'un plaisir et une peine doivent être faibles ou inapperçus, lorsque le changement d'état est occasionné lentement ; et qu'ils doivent l'être, proportionnellement au rapport entre la vivacité et le temps pendant lequel ce changement s'opère. Quand donc un objet, agréable ou désagréable, fait varier l'état actuel d'une quantité donnée, mais graduellement et dans un temps assez long ; comme la vivacité est moindre à proportion que le temps employé par l'objet à déterminer ce changement est plus grand, il y a ennui, au lieu du plaisir ou de la peine qu'il causerait si le changement était produit subitement, ou dans un temps fort court (181, 183). C'est par cette même raison qu'on est peu sensible à la réforme des abus ou à l'abolition des préjugés, etc., lorsqu'elle se fait lentement ; c'est aussi la marche qu'on suit quand l'innovation, tentée brusquement, pourrait irriter les esprits.

192. Il est donc visible que les animations agréables ne diffèrent des désagréables, que par la quantité d'animation, ou si l'on veut, par la quantité d'action des objets, relative à l'animabilité actuelle ; en sorte que les objets capables par leur nature d'animer péniblement, ne sont tels que parce qu'ils agissent toujours avec une quantité de force suffisante pour produire des quantités d'animation trop grandes et disproportionnées avec l'état actuel, relativement aux lois de l'économie.

En effet, si une qualité tactile cause une sensation agréable, cette même qualité appliquée à la même partie, mais après que l'épiderme est enlevé, en produit une désagréable. Le tabac, la moutarde, l'eau-de-vie, etc., les premières fois qu'on en fait usage, occasionnent des animations trop fortes pour être agréables ; mais par la suite on en use agréablement. Et la proportion même que tout le monde a pu remarquer entre l'intensité de la douleur locale et la force du coup qui l'excite, nous en fournit une preuve évidente. Ainsi donc la différence entre le plaisir, l'ennui et la douleur, est celle des quantités d'animation ; le plaisir qui, par sa continuité, finit par l'ennui ou par la peine, et son affaiblissement en raison de sa fréquente répétition, ne laisse aucun doute sur ce sujet.

Le système ne contient qu'une certaine quantité de fluide (176), qui est nécessaire à ses propres fonctions, et à celles de tous les organes ; s'il s'épuise à un certain point, l'homme se trouve continuellement exposé à l'ennui, tant parce que les objets ne peuvent lui occasionner des animations assez vives, que par la faiblesse de ses fonctions internes. Dans l'ennui il y a peu de consommation de fluide, il est vrai, mais les autres fonctions languissent, faute d'activité suffisante du système, et en conséquence , la quantité de ce fluide doit se trouver diminuée au bout de quelque temps (62).

193. Il est bien reconnu que le plaisir est attaché à la satisfaction des besoins , et par ce qui a été dit (184, 185), on en sent la raison mécanique, puisée dans les lois de l'économie animale. Comme dans le besoin, il y a tendance à ramener l'excès ou le défaut de la quantité actuelle d'animation à une quantité déterminée, le plaisir qu'on éprouve à satisfaire le besoin , dépend du changement qu'on introduit dans la quantité d'animation en sens contraire de celui qui fait le besoin ; car satisfaire le besoin, c'est changer la quantité d'animation. Cette vérité est non seulement bien démontrée par tout ce qui précède, mais on peut encore l'appuyer des changements qui arrivent, selon les âges , dans l'une des deux circonstances (16), à la-quelle on doit proportionner l'autre pour que de leur concours il en résulte le bien-être ; et de plus expliquer par elle ces changements. En effet, la quantité d'animation est variable et par la quantité animable et par la force des causes qui l'animent ; la quantité animable va-riant par l'âge, et le bien-être consistant dans une quantité déterminée d'animation , pour

avoir cette quantité ou le bien-être, il faut que la force soit en raison inverse de la quantité animable.

Dans le premier âge, indépendamment que les solides sont plus mobiles et les objets plus nouveaux, la quantité animable est à proportion du corps, plus abondante; de là il arrive que les enfants sont continuellement sollicités au mouvement; qu'ils trouvent du plaisir à des objets qui n'ont plus de force dans un âge avancé; et qu'ils pleurent ou rient à l'occasion d'impressions qui n'émeuvent aucunement l'homme fait. En considérant le mouvement, sans tenir compte de son influence utile sur le développement des organes musculaires, et sur les autres genres de fonctions, raison pour laquelle le fluide abonde dans les nerfs moteurs, la cause immédiate de ce mouvement c'est-à-dire, le fluide nerveux, par son abondance, fait sentir le besoin du mouvement, afin d'en consumer l'excédent, comme sa consommation fait sentir le besoin du repos, afin que ses pertes soient réparées. Ainsi, par rapport au fluide, le besoin alternatif du mouvement et du repos consiste dans la nécessité de ramener l'excès en plus et l'excès en moins à une quantité moyenne de ce fluide; et par rapport à l'animation totale, il consiste dans la nécessité d'accroître la quantité de l'animation actuelle par celle du mouvement, et alternativement de l'affaiblir par le repos ; ajoutons que souvent chez les penseurs, c'est un besoin d'affaiblir l'animation ou fonction cérébrale par le mouvement du corps, ou de lui laisser toute son énergie par le repos. On peut en dire autant des deux autres ordres de fonctions ; mais à l'égard de leurs causes, dont le manque ou la faiblesse, ou le trop d'énergie fait le besoin, en tant que la quantité d'animation a varié en défaut ou en excès ; on conçoit que, dans le besoin, il y a tendance à faire changer en plus ou en moins cette quantité, et que la force des causes qui doivent l'augmenter ne doit pas être excessive : autrement, à raison de l'animabilité actuelle, en voulant satisfaire le besoin par défaut, on donnerait lieu au besoin par excès.

Il se passe la même chose dans un âge avancé, avec cette différence que la quantité relative de substance animable étant moindre, ainsi que la mobilité des solides et la force des objets, les causes d'animation doivent être à proportion plus énergiques. De là cette sollicitude, étrangère au premier âge, sur les moyens d'existence ; ce soin d'accumuler de la fortune ; cette recherche d'objets de plaisir et plus forts et plus variés ; de là ce régime plus excitant , cette crainte que les causes d'animations ne manquent, etc. ; crainte qui se fait notamment sentir dans une certaine débilité du système ou de la machine.

Concluons que, puisque dans le besoin il y a souffrance ou ennui, et plaisir dans sa satisfaction ; que , puisque le besoin consiste dans la nécessité sentie d'accroître ou d'affaiblir la quantité d'animation actuelle, le bonheur ou les plaisirs qui l'intégrent, la douleur et l'ennui sont des phénomènes de la vie animale dépendants uniquement de la quantité d'animation.

On peut directement déduire de là, les règles de régime dans chaque âge, tant dans l'état de santé que de maladie ; je veux dire la raison de proportionner à l'âge la force du régime. En effet, la quantité d'animation étant en raison de la quantité animable et de la force des causes, il faut que celle-ci soit appliquée à celle-là dans un rapport inverse l'une de l'autre, pour qu'il en résulte une quantité déterminée d'animation ; et puisque la quantité animable varie par l'âge, et qu'on doit en conséquence faire varier, dans une progression inverse l'autre circonstance, il s'ensuit que, dans le premier âge, les aliments, ou le régime en général, doit être doux, et qu'on doit le rendre successivement plus stimulant jusqu'au dernier âge ; autrement on invertirait la loi des animations, et on serait vieux à trente ans. On sent que, par la même raison, le médecin doit régler la force du régime d'après la loi des variations de l'animabilité, par l'âge, et d'après la quantité d'animation, dans la maladie, par rapport à la quantité qui constitue l'état de bien-être ou de santé.

194. L'homme est sollicité à son bonheur, par la puissance des animations internes, et par celle des externes ; c'est par le concours de ces puissances que, de la simple tendance au desir, il est déterminé à l'action, et qu'il passe à la jouissance, à la satisfaction du besoin. Si ses fonctions internes étaient suspendues, il n'y aurait point chez lui de sollicitation à aucune tendance ; au contraire, tant qu'il est animé, il tend à son bonheur. Cette tendance suppose la perception de l'état actuel et de celui vers lequel on tend, et naît de la différence apperçue de l'un avec l'autre ; car sans cette différence il n'y aurait point de raison pour qu'on soit incliné à changer d'état.

Mais le système se distribue dans les organes externes, et là il doit être animé par les objets environnants ; et comme l'homme a aussi besoin de sensations externes pour se rendre heureux, il est nécessaire que leurs causes soient proportionnées à celles des internes, et toutes à la quantité animable actuelle.

Les animations internes s'affaiblissent par cela seul qu'elles sont continues : et en supposant qu'elles puissent toujours s'opérer uniformément, on a toujours besoin d'animations externes pour les faire varier ; elles sont cependant sujètes à des altérations désagréables (107), auxquelles on remédie avec les moyens externes. D'ailleurs ces deux ordres de fonctions doivent concourir ensemble à former l'état heureux ; considérez en effet un individu chez qui l'ordre des fonctions internes s'exécute bien, et qui néanmoins est privé de sensations externes ; et un individu en présence de tous les objets agréables, mais dont les fonctions internes se font mal : ils ne peuvent ni l'un ni l'autre se trouver heureux.

195. De ce qui est dit ci-dessus on apperçoit, que le plaisir qu'on éprouve en présence des objets, est et doit être en raison du rapport

des animations externes qu'ils excitent, avec les internes. Car le plaisir est relatif à la quantité d'animation, et cette quantité est plus grande lorsque la sensation externe influe sur les internes, dont la quantité varie alors ; et ce changement est senti. Ainsi, quand l'externe excite les internes jusqu'à un certain degré, il en résulte du plaisir, qui est plus grand que quand il résulte de la seule animation externe. On en dirait autant de la peine ; ce qui le prouve, c'est ce sentiment de bien-être, ce plaisir de se sentir vivre, lorsque par des ali-ments ou des boissons excitantes on augmente un peu la force des fonctions internes ; il y a alors plus de consommation de fluide dans ces fonctions ; et comme elle est en raison de la quantité des mouvements (46), il n'y a pas de doute que les mouvements internes y soient augmentés ; alors aussi l'on est plus disposé au plaisir que causent les objets externes, et aux passions. On sait d'un autre coté, qu'on ne perçoit pas de plaisir des objets externes, ou qu'il est bien faible, quand intérieurement on éprouve du malaise ; c'est parce que la sensa-sation externe ne peut pas alors occasionner de changement dans les internes, où il faudrait qu'elle fût très-vive.

I.   16

D'où l'on voit pourquoi le plaisir , ou la quantité d'animation , n'est pas simplement ni constamment en raison de l'intensité de son objet ; les circonstances variables des organes internes , de même que celles du système nerveux , font que leurs fonctions varient plus ou moins par l'influence des sensations externes.

196. Maintenant il est aisé de voir que le métaphysicien considère dans l'homme , sous le nom de bien-être ou de bonheur physique, ce que le médecin y considère sous le nom de santé ; et combien il est nécessaire de faire entrer dans ces considérations ce qu'on désigne par bonheur moral.

La santé résulte d'une certaine proportion entre les actions de tous les organes , ou entre les puissances et la quantité animable. En effet, une fonction s'exécute en vertu de la loi (92) , et toute fonction donne un résultat , un produit dans l'économie. A en juger par la quantité de ces produits ou de ces résultats , on sait qu'elle varie à proportion que la substance animable y concourt à des quantités différentes ; je veux dire qu'ils sont moindres lorsque l'animabilité est faible ; qu'ils sont plus considérables lorsque l'animabilité est accrue ; mais qu'ils diminuent ou sont supprimés, quand elle est excessivement augmentée dans les organes. Cette dernière circonstance, qui semblerait du premier abord être en opposition avec la loi, dépend de la propriété même du fluide, par laquelle il coopère aux fonctions (73), et du mécanisme des parties organiques. C'est ainsi que l'action des organes sécrétoires est augmentée, et que les sécrétions sont plus abondantes, lorsque l'animabilité y est accrue, et que cette action diminue, et par là même les sécrétions, lorsque leur animabilité est à un faible degré ; c'est ainsi que ces sécrétions sont supprimées dès que le fluide nerveux n'y concourt plus, et peuvent aussi l'être, s'il afflue dans ces organes en quantité extraordinaire ; car alors il occasionne une contraction spasmodique dans leurs vaisseaux et conduits excréteurs, laquelle ne permet pas aux liquides d'y pénétrer.

Les mêmes effets arrivent quand la puissance des liquides, ou des causes étrangères à ces organes, est excessive, ou trop faible, ou plus grande que d'ordinaire, parce que cette puissance y détermine à proportion une quantité de fluide qui active ou ralentit l'action des organes, et qui, par cette action, augmente, diminue, ou suspend les produits.

Il est donc bien prouvé que, dans les divers organes, les puissances et la quantité animable doivent coopérer aux fonctions, dans une proportion déterminée, pour constituer l'état de santé ; et pour constituer aussi l'état de bien-être, puisque celui-ci se compose de sensations agréables qui, pour être telles, ne doivent avoir qu'un certain degré de vivacité. Le bien-être donc, comme la santé, consiste dans la quantité de l'animation totale, résultante des puissances internes et des externes, mais dont les unes doivent être aux autres dans un rapport déterminé, et toutes proportionnées à l'animabilité actuelle. Le bien-être d'ailleurs se trouve dans la parfaite santé, par conséquent dans la proportion susdite ; proportion qui est altérée dès qu'il y a excès d'activité, ou langueur, soit dans toutes les fonctions, soit dans une seule.

D'où l'on apperçoit que le plaisir, la peine et l'ennui nous marquent les relations de la quantité d'une animation avec la quantité de l'animation composée dans l'état de santé, ou de bien-être ; et que ces relations, ou, si l'on veut, les degrés de plaisir, de douleur et d'ennui, ont des rapports constants avec la quantité des produits des fonctions ; c'est-à-

dire , que le plaisir est relatif à une augmentation modérée de ces produits ; que la douleur
l'est à une augmentation plus grande , ou à la
diminution ou à la suppression de ces produits,
par excès d'animabilité ou de puissance dans
les organes; enfin, que l'ennui répond à une
diminution de cette quantité par faiblesse, soit
des puissances , soit de l'animabilité.

197. L'homme n'est susceptible de tendre à
son bonheur qu'en vertu de son animabilité.
Dans le fait, il n'y tend que parce qu'il y est
sollicité par la puissance des animations ; et il
n'est apte aux animations que par l'animabilité , et parce qu'il apperçoit la différence de
son état avec le bien-être, parce qu'il est apte
à percevoir ; et , d'un autre côté , il ne peut se
rendre heureux , pas même vivre , que par
l'aptitude de son système à coopérer aux fonctions de tous ses organes.

L'homme est réglé dans sa tendance par le
plaisir et par la peine ; car c'est par cette propriété des animations qu'il est averti des changements qui arrivent ou qui peuvent arriver à
son état relativement à son bonheur. Il perçoit en effet les animations comme étant des
composantes de son bien-être , ou comme ne

l'étant pas ; et lorsqu'une des composantes est très-vive, les autres ne sont pas apperçues ; elle seule constitue alors l'état du système, ou du moins de l'organe cérébral. Ainsi, comme l'homme éprouve du plaisir dans tout ce qui influe sur son bonheur, et de la peine dans tout ce qui lui est contraire, il est évident que, dans toutes ses déterminations, il est réglé par le plaisir et par la peine.

Dans le fait, un plaisir est plus vif, une douleur est plus vive, à proportion qu'on est plus approché ou plus éloigné de son bonheur. Dans o besoin, il y a o plaisir par les moyens propres à satisfaire ce besoin ; et dans un grand besoin, il y a grand plaisir dans sa satisfaction ; plaisir qui est égal à la peine qu'on ressent des altérations qui dépendent de la privation de ces moyens.

198. L'homme est susceptible d'une certaine quantité d'animation, et sa vie, d'une certaine durée, qui est abrégée par la trop forte ou trop longue action des objets, et qui languit par la faiblesse de leur action : dans le premier cas, les animations agréables, vives et souvent répétées, se changent en indifférentes, ou en désagréables, afin qu'il s'use

moins vîte ; et dans l'autre cas, l'ennui résulte
de la faiblesse des objets , afin qu'il soit sollicité à chercher ceux qui peuvent déterminer
des animations suffisamment vives.

199. Le plaisir, pour ne pas être suivi d'ennui ou de peine , exige que les forces soient
proportionnées aux quantités animables ; que
la durée de leur action soit moindre que celle
où le plaisir finit ; et qu'on use avec modéra-
tion des mêmes objets de plaisir , afin qu'on
puisse le percevoir successivement, au même
degré, pendant un temps plus long. La sobriété,
ou plus en général la tempérance , est donc
évidemment nécessitée par les lois des animations , pour ceux bien entendu qui veulent
bien vivre , et vivre aussi long-temps que le
comportent les forces naturelles , sans contri-
butions à la faculté médicale et sans offrandes.

200. L'homme n'éprouve de plaisir que dans
les changements de son état vers son bonheur
(182 et suiv.) ; or, pour que son état change
successivement d'une quantité donnée , il faut
qu'alternativement il ait changé dans la direction contraire. Un individu, en effet, qui jouit
d'une bonne santé , ne perçoit pas le plaisir
que cet état doit lui causer ; et lors même qu'il

se trouve placé, pendant quelque temps, dans les circonstances les plus heureuses, pour se sentir heureux, il faut qu'il se rappèle l'état contraire à celui où il est. Le souvenir de l'état passé ne produit cet effet que parce que sa perception, se réfléchissant sur l'état actuel, occasionne un mouvement nerveux qui donne ce sentiment de bien-être (39), en déterminant l'attention dans toute l'économie et vers les circonstances extérieures actuelles. Dans o besoin, il n'y a ni plaisir ni peine, l'état de l'individu ne souffrant, sous ce rapport, aucun changement de la part des objets propres à sa satisfaction. En général, on est animé par la différence des effets qu'occasionnent des causes quelconques, avec les effets qui s'exécutent actuellement.

Il est donc nécessaire au bonheur, en le prenant pour la somme des plaisirs successifs, que, conformément aux lois des animations, l'état du système soit variable ; et que, pour pouvoir jouir sans beaucoup de frais et sans fracas, il faut savoir se faire de petites privations, afin de faire un peu varier son état ; car le plaisir qu'on perçoit dans la satisfaction d'un besoin, par les mêmes moyens, est toujours plus vif dans le grand besoin, etc. Mais, si,

au lieu d'éprouver des besoins , on les pré-
vient , alors où il faut qu'on se forge des
besoins factices, et qu'on tourmente souvent
les autres pour pouvoir les satisfaire, afin de
se procurer des plaisirs qu'on ne peut que faiblement ressentir dans la satisfaction des besoins naturels ; ou il faut qu'on promène partout son ennui. Celui qui a eu de grandes jouis-
sances est plus exposé à l'ennui ; il lui faut des
puissances plus énergiques ; mais elles achè-
vent de l'user plus vite, et il souffre ainsi pour
avoir eu trop de moyens, comme d'autres pour
n'en avoir pas assez.

201. Il suit donc que des sensations désagréables doivent nécessairement intégrer le
bonheur réel, dans la totalité de la vie : c'est
dans l'essence de l'homme, et dans les prin-
cipes exposés sur la nature, les propriétés et
les variations de la substance animable, et sur
le mécanisme de toutes les fonctions, qu'on
en trouve la preuve évidente. Dans le fait,
l'homme est sollicité à se rendre heureux; s'il
y réussit, il ne peut s'y fixer long-temps, à
cause de sa nature, et de l'action des objets
extérieurs. De là il résulte que, pour que
l'homme puisse jouir ou souffrir éternellement

et invariablement dans un autre monde, il est essentiellement nécessaire qu'à sa mort il changeât de nature ; mais alors ce ne serait plus le même homme qui jouirait ou qui souffrirait de la sorte.

202. Puisque l'ennui résulte de la quantité d'animation trop faible, et la douleur de la quantité d'animation trop énergique, il s'ensuit qu'on peut regarder la quantité d'animation agréable comme une moyenne proportionnelle entre ces quantités dans l'ennui et dans la douleur. Et puisque l'état de bien-être est un composé d'animations agréables, il peut être regardé comme une moyenne proportionnelle entre l'état d'ennui ou de faiblesse, et l'état de douleur ou de violence.

De là on voit combien est philosophique cette expression d'Horace : *Medium tenuere beati;* surtout en y faisant entrer la considération des peines successives, des plaisirs très-vifs, etc.

203. Pour que le système soit animé, et que le cerveau perçoive l'objet ou son effet, il faut que le mouvement, qu'il tend à lui imprimer, diffère de celui où il se trouve actuellement, soit par la vivacité, soit par la nature

de l'objet. Ajoutez à cela la propriété des mouvements nerveux de s'affaiblir successivement, etc., etc.; et vous aurez les causes qui font que ce système diffère des autres corps par rapport à la quantité du mouvement Les effets que des causes quelconques y déterminent, sont toujours relatifs à son état, et doivent varier comme lui. Un plaisir, ou une peine, n'est apperçu que par la différence de la quantité d'animation que peut exciter un objet, avec la quantité de l'animation actuelle.

D'ailleurs, une sensation n'est qu'un changement qu'un objet introduit dans la manière d'être actuelle du système; ce changement ne peut arriver, lorsque le système est sous l'action d'un mouvement semblable; et encore moins lorsque ce mouvement est causé par une force plus énergique. On sait, d'un autre côté, que de la même cause, appliquée à différents organes, il en résulte dans les uns, un effet plus ou moins grand, et nul effet dans les autres; et je ne conçois pas qu'on puisse refuser de regarder les animations, comme des effets mécaniques, comme produites par des forces, parce qu'une force, dit-on, produit toujours le même effet; il faut pour cela perdre de vue les circonstances variables et in-

nombrables auxquelles le système est continuellement exposé, et les lois en vertu desquelles les animations s'opèrent.

204. Le plaisir et la peine étant une propriété des animations, leurs différences sont
déterminées par celles de ces dernières ; celles
que nous avons remarquées entre les partielles
et les générales, les simples et les composées,
les simultanées et les successives, etc. ; ces
différences nous confirment également que le
plaisir et la peine sont attachés à certaines
quantités d'animations et à leurs rapports avec
la quantité de l'animation totale actuelle : aussi
voit-on que les perceptions de plaisir et de
peine leur sont constamment proportionnelles.
Ainsi donc la perception d'une sensation peut
se composer de celles de sa cause et de la partie du corps où elle agit (comme il a été dit),
et de la perception, comme étant, ou comme
n'étant pas une composante de l'état de bien-
être ; car le cerveau perçoit cet état, et les
changements quelconques que les objets y
occasionnent.

On peut donc conclure que tous les phénomènes nerveux sont des mouvements dont les
différences sont celles de leur quantité , rela-

tive à la quantité des mouvements dont la vie se compose dans chaque instant où les causes quelconques animent le système ; et que la vie humaine est une animation totale qui comprend la somme de toutes les successives , tant simples que composées , agréables ou désagréables , et que l'homme est heureux ou malheureux , plus ou moins , selon le rapport entre la somme des animations agréables et la somme des désagréables , qui arrivent dans la totalité de sa vie.

〜〜〜〜〜〜〜〜〜〜〜〜〜〜〜〜〜〜〜〜〜

CHAPITRE IX.

Des Sensations reproduites en l'absence des objets.

205. Nous avons dit qu'on peut désigner, sous le nom d'animations mentales ou cérébrales, celles qui sont excitées par des causes appliquées au cerveau (26); ce sont les mêmes physiques, mais reproduites en l'absence des objets.

Il est aisé de voir que la classe de ces animations, considérées d'après le mécanisme de leur reproduction, et par rapport aux trois ordres de fonctions, embrasse l'objet entier de l'idéologie ; nous ne ferons ici que l'examiner relativement aux animations physiques externes.

206. L'animation physique consiste dans le mouvement qui est excité par un objet présent, là où il agit, et qui de là se propage au cerveau, etc. ; la mentale n'étant que la même physique, reproduite sans que le même objet agisse sur le même organe ; elle consiste dans le même mouvement qui se répète dans la même partie du système où il s'exécutait lorsqu'il fut excité par la présence de l'objet.

Les mentales arrivent en vertu de la même loi des physiques, avec cette différence que, pour la formation de ces dernières, les causes sont appliquées aux extrémités nerveuses, et que, dans les mentales, elles le sont au cerveau. Ces dernières supposent de plus la condition, que les physiques se soient effectuées, puisqu'elles en sont une répétition ; et pour qu'elles se forment, ou que les physiques se répètent, il suffit seulement que l'animabilité cérébrale concoure avec une cause à exciter le fluide vers les organes, où les physiques furent déterminées. Et quels que soient la cause et le point où le fluide est animé , il l'est toujours de la même manière , et doit l'être dans le cerveau, comme dans un nerf.

207. L'animation physique se prolonge après l'action de l'objet, s'il n'y a pas d'obstacles; et ce, en raison de la quantité d'animation. Il arrive en effet, que dans les animations énergiques on croit voir l'objet, entendre encore le son, sentir la même odeur, quoique leurs causes n'agissent plus; il arrive de même, que la sensation d'un corps froid subsiste quelque temps dans la partie, après qu'il n'y est plus en contact; et qu'on croit goûter un mets qui a flatté vivement le goût, comme s'il était encore présent dans la bouche. Mais si, pour intercepter ou suspendre l'action d'un objet visible, par exemple, on fermait fortement les paupières, et qu'on comprimât ainsi le globe de l'œil; cette compression changerait l'animation, ou empêcherait qu'elle ne continuât de s'y opérer, et, avec le mouvement des paupières , elle occasionnerait un mouvement dont la perception ferait cesser celle de l'objet. Il n'en est pas tout à fait de même,

quand on ferme très-doucement les paupières, ou quand c'est l'objet qui cesse d'agir en changeant de rapport, ou de lieu.

Cette continuation est une partie de la durée de l'effet ; elle doit être relative à la quantité d'animation, par conséquent à l'intensité de l'objet, à la quantité du fluide et aux circonstances particulières de la substance blanche (45, 84). On sait en effet qu'on a l'esprit plus long-temps occupé d'une forte et vive sensation, que d'une faible ; et, d'un autre côté, que la sensation finit avec l'action de l'objet, lorsque le système est épuisé. Et comme les animations physiques prolongées ne diffèrent, sous ce rapport, des mentales, que comme le mouvement continué diffère du même mouvement reproduit dans les mêmes parties du système, les objets étant absents dans l'un et l'autre cas, elles peuvent donner une idée du mécanisme d'après lequel les mentales s'exécutent.

208. Le mouvement nerveux, ou simplement du fluide, ne peut commencer qu'au point où l'objet agit ; et sa propagation, quelque rapide qu'elle soit, n'est pas instantanée. On peut donc concevoir un instant, divisible

en des instants infiniment petits , et un point dans le système où commence le mouvement.

La mentale doit reconnaître une cause qui la détermine (206 , 16.) ; ce n'est pas son objet même , et ce n'est pas au même organe où elle est appliquée ; elle l'est à quelque point de la substance cérébrale , et sans doute le mouvement qui en résulte doit commencer en ce point là. Et puisque la mentale n'est que la répétition du même mouvement dans la même partie où il s'exécuta en présence de l'objet, le fluide, animé par la cause , quelle qu'elle soit, dans le cerveau , doit , dans le premier instant , du point intérieur se diriger vers le point extérieur ou organe , où il fut animé, en présence de l'objet : c'est ce qu'on peut remarquer en faisant attention à l'état de suspension des mouvements , lorsqu'on cherche à se rappeler d'un objet , jusqu'à ce que le fluide soit déterminé au mouvement éprouvé de l'organe interne à l'externe , comme l'inverse a lieu dans le premier instant de la même animation physique. Ainsi la direction que prend le fluide dans le premier instant d'une mentale , est opposée à celle qu'il prit dans le premier instant de la même animation phy- sique ; c'est dans cette différence , et dans celle

I.   17

des points où le fluide commence à être animé, qu'on trouve l'une des différences des mentales avec les physiques.

209. Ce qui vient d'être dit fait voir que la manière dont les animations sont reproduites en l'absence de leurs objets, est, dans le cerveau, semblable à celle de la détermination des mouvements volontaires. Car, pour déterminer ces mouvements, le fluide des nerfs qui se rendent aux muscles qu'on veut contracter, reçoit l'impulsion dans le cerveau ; de même, lorsqu'on veut reproduire une sensation, le mouvement du fluide se dirige du cerveau vers l'organe des sens. On ne peut pas, en effet, vouloir exciter un mouvement, si on ne le connaît pas : on ne peut pas non plus reproduire une sensation, si elle n'a pas été produite et perçue ; on ne peut pas reproduire avec intention une sensation de saveur, par exemple, en dirigeant le mouvement vers l'oreille, etc., ni faire contracter les muscles de la main, l'impulsion donnée au fluide étant dirigée vers les muscles du pied ; et s'il y a représentation de la partie qu'on veut mouvoir, comme de l'organe où la sensation doit s'opérer, représentation qui est nécessaire

pour déterminer la direction susdite, on peut conclure que le mécanisme de la détermination volontaire des mouvements musculaires, et des mouvements dans les organes des sens, est le même ou semblable dans le cerveau, et que la différence de ces mouvements dépend de leur direction et des parties où ils s'exécutent, indépendamment de l'intensité et de la nature des puissances qui les excitent.

D'où l'on voit que ces animations sont, relativement à l'espace du système, cérébro-nerveuses ; c'est-à-dire, qu'elles n'ont pas uniquement leur siége dans le cerveau , mais encore plus ou moins dans les nerfs des organes , par lesquels et dans lesquels les physiques se sont effectuées.

210. Il est cependant à observer sur ce qui précède (208, 209.), que le mouvement qui constitue la sensation peut, en se reproduisant en l'absence de son objet, commencer quelquefois à l'organe externe. En prenant les nerfs pour les organes immédiats des sensations, et en admettant que les objets appliqués aux organes y déterminent des changements quelconques en même temps qu'ils animent les bouts de leurs nerfs, on conçoit que,

si ces changements arrivaient par des circonstances quelconques , ils animeraient les bouts
nerveux ; le mouvement des parties organiques
serait alors la cause de l'animation reproduite
qui aurait , dans son premier instant infiniment
petit , la même direction que l'animation physique. Cela arrive ou peut arriver plus aisément dans les organes susceptibles de mouvements plus marqués , pour lesquels ils ont
des nerfs distincts de ceux qui servent à la
sensation. Ce cas possible est néanmoins une
exception à l'ordre général , suivant lequel les
sensations passées sont déterminées en l'absence de leurs objets ; en sorte que nous pouvons regarder la direction du mouvement de
l'organe interne à l'externe , dans le premier
instant , comme un caractère général des animations mentales ; direction essentielle à connaître pour bien comprendre le mécanisme de
la fonction intellective.

Les organes des sens sont sous la dépendance du cerveau , à peu près comme le sont
les organes de la locomotion ; et tous , quels
qu'ils soient , n'entrent en activité qu'en vertu
de la loi (92). Par l'habitude , les mouvements
des muscles arrivent quelquefois sans détermination sentie du cerveau , bien qu'ils soient

toujours soumis à la volonté ; les animations se reproduisent de même ; et comme ceux-là, elles le sont ou fortuitement, ou avec connaissance ou intention bien marquée. Au chapitre du mécanisme de la mémoire nous rechercherons les circonstances de l'une et de l'autre manière dont ces animations sont occasionnées ; en attendant on peut appercevoir sans peine, que dans la détermination volontaire d'une mentale, le mouvement nerveux ou simplement du fluide commence à l'organe interne, et se dirige de là vers l'organe externe ; mais l'autre cas mérite explication.

211. Nous avons dit ci-dessus que le changement qui arrive dans les parties d'un organe, anime son nerf ; sans doute, ce changement dans l'organe de la vue ne peut pas occasionner une sensation de saveur ; et s'il arrive à l'occasion d'une circonstance extérieure, il faut qu'il lui soit correspondant, sans quoi les jugements des causes par les sensations qu'elles produisent seraient erronés. Ainsi, pour que dans chaque organe ce soit telle sensation passée qui se reproduise, il faut que ce soit ou le même objet qui excite de nouveau le même mouvement nerveux, ou celui des par-

ties organiques , et alors ce serait l'animation physique répétée ; ou un autre objet ou un autre mouvement par des rapports quelconques avec l'objet absent ou avec cette sensation , et alors l'action cérébrale est nécessaire pour qu'elle soit reproduite , et cette action se passe dans la direction de l'organe interne à l'externe. On peut se faire une idée claire de ceci, par une application particulière à l'organe de la vue.

Distinguons pour cela les mouvements du globe, des mouvements de la rétine ou du nerf optique; les premiers sont soumis à l'influence du cerveau, dans le même sens des mouvements musculaires , et sont apperçus par cet organe comme la sensation d'un mouvement qu'il a excité. Que par une détermination apperçue ou inapperçue en conséquence de l'habitude, le globe de l'œil exécute des mouvements par lesquels il change de rapports avec les objets absents ou les lieux où ils l'ont animé , cela suffit pour que les images de ces objets se reproduisent. Mais la perception de tel mouvement du globe, de telle direction de cet organe, etc. , est une composante , ou , si l'on veut, une simultanée de la perception de l'objet, ou du lieu qu'il occupe , capable d'éveiller cette dernière perception, ou l'animation que produisit cet objet, d'une manière semblable à celle dont la perception ou image d'un fruit, par exemple, reproduit les perceptions passées de son odeur et de sa saveur. Et comme c'est dans le cerveau que la perception se forme, l'on conçoit que la perception du mouvement et de la direction de l'œil vers tel objet ou tel lieu, reproduit le mouvement nerveux qu'occasionna cet objet, du cerveau vers l'œil, comme la perception visuelle d'un fruit réveille les idées de sa saveur et de son odeur, le mouvement se dirigeant du cerveau vers les organes du goût et de l'odorat. A l'appui de cela vient un fait ; c'est que les impressions isolées et inapperçues ne peuvent se répéter que par l'application des mêmes objets qui les ont occasionnées.

Cette question, l'une des plus importantes en idéologie, peut s'éclaircir d'une manière générale, d'après la loi des animations (16, 87, 92.). En effet, un objet présent à un organe n'occasionne le mouvement nerveux ou des parties organiques, que parce qu'il anime le fluide, qui est proprement l'excitant du mouvement de la substance nerveuse ou des parties qui forment l'organe ; la preuve de cela est que , dans la paralysie , l'objet ne produit ni l'un ni l'autre mouvement. D'où il suit que ce fluide étant animé , n'importe en ce moment par quelle cause , par sa propriété vitale , et en vertu de la faculté à l'action qu'ont les solides quelconques, doit occasionner du mouvement dans la substance du cerveau et des nerfs sensitifs , s'il est animé dans ces parties du système ; et dans les parties constitutives des autres organes, s'il est animé dans les nerfs qui s'y distribuent. Et puisque , dans la veille , il est continuellement en activité dans le cerveau et les nerfs des organes externes , il doit y exciter des mouvements dont leur substance est susceptible , correspondants à ceux de leur cause immédiate, et que l'un et l'autre ont exécutés à l'occasion de la présence des objets. Or , pour que les mentales puissent arriver, en vertu de la même loi des physiques , étant nécessaire qu'il y ait des circonstances qui suppléent au défaut de la présence des objets ; et ces circonstances, organiques et mécaniques , ne pouvant concourir à leur détermination, volontaire ou fortuite, que dans le cerveau , l'on sent que les mouvements qui constituent les mentales doivent, dans le pre-

mier instant, se diriger de là vers les organes
des sens.

212. La vivacité des mentales, proportionnelle à la vivacité des physiques respectives,
est plus faible que celle des physiques. Et
d'abord, les mentales sont des physiques, aux
différences ci-dessus(208);ces dernières varient
en vivacité, et on sent que, tout étant égal d'ailleurs, la vivacité d'une mentale doit être à celle
de sa physique, comme la vivacité d'une autre
mentale est à la vivacité de sa physique.

En second lieu, la différence de vivacité
des images, ainsi que du plaisir et de la
douleur, dans les animations physiques,
avec cette vivacité dans les mentales, nous
prouve d'une manière évidente, que la vivacité
de ces dernières est plus faible. C'est une
autre différence à ajouter à celles vues plus
haut (208). Et comme le cerveau distingue une
animation d'avec une autre, par la diversité
de qualité et de quantité des mouvements, il
reconnaît l'identité d'une mentale avec sa physique, par l'identité de qualité ; et la distingue
par la différence de vivacité, des organes où
commencent ces mouvements et de leur direction, dans le premier instant ; car le mouve-

ment nerveux doit être le même dans l'un et l'autre cas ; il doit s'exécuter dans le même espace, et ne peut différer que de vivacité.

213. La vivacité, ou la quantité des animations mentales, est en raison inverse des temps depuis que les physiques ont eu lieu. En effet, si la vivacité ne s'affaiblissait pas en raison des temps, elle serait la même dans une reproduite après des années, que dans la reproduite peu de temps après la physique, la même que la vivacité de la physique ; et une animation, énergique dans son origine, serait également énergique dans ses reproductions successives ; ce qui n'est point d'accord avec les faits.

De plus, dans la continuation de l'animation physique, la vivacité diminue par degré, indépendamment de l'épuisement successif des parties du système où elle s'exécute (68) ; dans les reproductions successives de la même animation, la vivacité s'affaiblit en raison de la fréquence de ses reproductions (69) ; les mentales sont de même plus vives dans les premières reproductions, et deviènent successivement plus faibles ; c'est-à-dire, que leur vivacité décroît en raison des temps, et fait varier, dans la même proportion, la quantité d'animation; à cette cause l'on peut joindre l'affaiblissement successif de l'animabilité, qui peut être ou absolu, ou relatif. Dans le fait, on éprouve plus de difficulté à se rappeler d'un objet, et son idée est moins vive, à proportion qu'il y a plus de temps d'écoulé depuis l'animation physique.

La vivacité de la même mentale peut cependant varier dans ses diverses reproductions, selon le degré d'animabilité actuelle, le rapport qu'elle peut avoir avec l'état du système, et selon que celui-ci est animé ou non par d'autres objets; elle doit, en un mot, suivre les mêmes variations que la vivacité des physiques.

Il suit de là que les quantités d'animation mentale sont subordonnées aux mêmes lois des physiques. D'abord les unes et les autres sont également relatives à l'animabilité et à l'intensité de leurs objets. Dans les mentales, quoiqu'à un degré plus faible de vivacité, les mouvements sont aussi plus perceptibles dans les organes respectifs; et, dans le cerveau, ils sont simultanés ou successifs, selon leur intensité et le concours des causes. Dans des séries de mentales, le système éprouve des déperditions en raison de la vivacité, et des temps pendant lesquels on s'y livre ; effectivement on est fatigué d'une très-longue ou très-vive animation mentale, comme d'une physique, à cette différence près, qu'ordinairement dans la physique cette fatigue est plus perceptible dans l'organe externe, et que, dans la mentale, elle l'est plus dans l'organe cérébral. Le système, enfin, s'habitue aux mêmes mentales, comme le toucher au contact des mêmes corps, l'œil aux mêmes couleurs, etc.

214. Il résulte de ce qui est exposé, que les mentales diffèrent des physiques respectives, par le degré de leur vivacité ; c'est par cette différence qu'on s'apperçoit de la présence des objets dans les unes, et de leur absence dans les autres. Mais, si la vivacité d'une mentale égalait celle de la physique, ou si la quantité d'animation était la même, il n'y aurait alors d'autre différence que celle des points où les mouvemens commencent, c'est-à-dire, de l'organe externe, dans la physique, et de l'interne, dans la mentale. L'espace où ces mouvements s'exécutent est le même ; et lorsqu'ils sont vifs, leur propagation est si prompte, et l'image est sitôt formée, que le point de leur commencement n'est point apperçu ; cette

différence peut donc y être considérée comme infiniment petite , et par conséquent nulle. Par la même raison on peut regarder comme imperceptible la cause qui détermine la reproduction de l'animation, en l'absence de l'objet, ainsi que la direction du mouvement, dans le premier instant infiniment petit, contraire à celle que prend le fluide dans le premier instant, en présence de l'objet. D'où il suit que la mentale ne différerait point de la physique, et qu'en ce cas on doit se croire animé en présence de l'objet, quoiqu'on ne le soit réellement qu'en son absence : aussi, quand cela arrive, a-t-on besoin de la réflexion pour détruire l'illusion.

215. Ainsi, lorsque dans une affection du cerveau, le fluide est tellement animé, que la vivacité des mouvements qu'il excite dans les organes externes, puisse égaler celle des mouvements que les objets présents y occasionnent ; ces malades se croient animés par la présence réelle de ces objets, les voir, les entendre, etc., comme s'ils agissaient sur leurs organes. Et si ces mouvements étaient par la force de l'affection plus forts que les mêmes animations physiques, dans l'état

de santé, il y aurait plus d'extravagances et plus de mouvements de déterminés dans les autres organes. Ces mouvements, dont l'augmentation et l'irrégularité sont occasionnés par la cause morbifique ou par son effet, sont aux mouvements de ce même fluide, dans l'état sain, ce que sont ses mouvements dans les convulsions à ceux par lesquels on détermine les contractions des muscles dans l'état ordinaire. Les malades imaginaires, et notamment les femmes dans quelques affections nerveuses, nous fournissent des exemples d'animations mentales aussi vives que les physiques.

216. Puisque la quantité d'animation est relative à la masse blanche (63, 85), et que cette masse est plus considérable dans le cerveau, les causes appliquées immédiatement à cet organe doivent produire des animations qui s'opposent à la communication des mouvements que d'autres causes également fortes excitent dans les organes des sens (77). Il y a plus, c'est que le fluide qui se consume alors dans l'organe interne, ne peut alors se porter dans les nerfs des organes externes, où en conséquence les impressions s'affaiblissent, et ne peuvent se communiquer au cerveau. De là et de ce qui a été dit

ci - dessus (214, 215), il résulte que si, dans les fictions, la substance cérébrale était mue avec une célérité égale à celle que des êtres réels et présents peuvent lui imprimer, et qu'ainsi les images des chimères soient également vives, que celles d'êtres physiques, présents aux organes, les individus, sans fièvre apparente et sans frénésie, comme dans les extases, croiraient à la réalité de ce qui n'est que chimérique, ne pouvant pas, à cause de l'égalité des mouvements, distinguer l'objet réel, du chimérique qu'ils croient présent. Et si à cela on ajoute que ces saints malades sont plus animables à raison de leur genre de vie et de leur constitution, plus mentalement que physiquement, parce qu'ils s'isolent des objets extérieurs, pour se livrer entièrement à ceux qui font le sujet de leur contemplation ; parce que, chez eux, l'organe cérébral est le plus exercé, et qu'en conséquence de cet exercice sur le même sujet et de l'animabilité qui y prédomine, il est capable d'exaltation, on apperçoit que ces mentales sont plus vives, de la même manière que les autres espèces de sensations le sont chez les aveugles , et les images ou fantômes dans les rêves. La vivacité et la force des mentales peuvent même quelquefois surpasser celle des physiques ; ce qui arrive dans la folie qui est occasionnée par des impressions fortes, ou auxquelles on s'est livré exclusivement et long-temps.

La possibilité d'un égal degré de vivacité, en l'absence des objets comme en leur présence, nous fournit encore une preuve que leur représentation est une propriété des animations (149).

217. On peut envisager le cerveau comme un foyer où vont aboutir les mouvements qui arrivent sur tous les points du corps, ou extrémités nerveuses, et d'où part l'impulsion vers chacun de ces points, relativement à l'influence que cet organe peut exercer sur les mouvements des autres. C'est précisément parce qu'il est le foyer de ces mouvements, qu'il peut analyser, comparer et combiner les sensations, qu'il peut vouloir et déterminer les mouvements voulus ; cette particularité du cerveau résulte de sa position relative, de son organisation et de la quantité de sa masse et de son fluide. Mais cet organe ne peut donner d'impulsion sans qu'il y soit déterminé, par conséquent sans qu'il soit animé par quelque cause immédiate ou médiate ; en ce dernier cas, pour qu'il le soit par telle cause, il faut que d'au-

tres perceptions n'empèchent pas la communication du mouvement qu'elle excite dans un nerf (77, 151, 157). Et comme l'organe interne est dans la veille continuellement animé, on sent que la communication des mouvements, et le changement d'un mouvement en un autre, ne peuvent pas s'opérer instantanément, mais plus ou moins rapidement, et qu'il faut un certain temps pour qu'une perception se forme et se complète ; il se passe donc quelques instants, si petits qu'on puisse les imaginer, entre une animation et une autre, séparément et distinctement apperçues.

Dans les animations successives, physiques ou mentales, et toutes de la mème ou de diverse espèce, dans chacune desquelles toute la quantité cérébrale est animée, le nombre des petits instants entre les perceptions est moindre lorsque la successive est de la mème espèce, mais diverse par son objet ; et ce nombre est plus grand lorsque les animations sont de diverse espèce. Cette différence de temps est plus remarquable et plus facile à saisir quand l'actuelle est très-vive, et que la successive est faible.

218. Si dans une animation totale succes-

sive (158), on supposait la durée de chacune des partielles, égale à la durée d'une totale simultanée, la vivacité respective des perceptions de ces totales serait comme leur durée ; car les quantités des simultanéessont plus faibles que celles des successives. La vivacité des perceptions ou des représentations d'objets, est comme la vivacité des animations ; et les perceptions successives sont plus vives que les mêmes, quand elles arrivent simultanément. Or la différence de la totale simultanée, avec la successive, est celle des temps ; la perception ne pouvant pas se former instantanément (217, 157), et la vivacité étant proportionnelle à l'animabilité (60, 63, 162), il est sensible que la vivacité de la perception d'une totale simultanée, est à la vivacité de la perception de la totale successive, comme la durée de la première est à la somme des petites durées des partielles successives.

219. Si, dans une animation composée, l'on supposait que la durée de chaque composante soit égale à la durée de la composée simultanément, la vivacité des perceptions de ces composées serait comme leur durée respective. Il en est des composantes à l'égard

de leur composée, comme des partielles à l'égard de leur totale, sous le rapport de la vivacité par la différence des temps pendant lesquels les perceptions se forment; et la vivacité des perceptions composées relativement à la coexistence et à la succession de leurs composantes, a le même rapport que la vivacité des totales simultanées à celle des totales successives (218).

De là on peut induire que, dans les perceptions composées et dans les totales, on gagne en vivacité ce qu'on perd en temps.

220. Mais les perceptions composées et totales sont plus vives que les mêmes perceptions confuses; et, pour qu'elles le soient, il est nécessaire que les animations composantes et partielles s'exécutent successivement (137); la différence donc de ces perceptions distinctes, avec les confuses, dépend de leur vivacité ou des temps. En effet, le mouvement, excité dans l'organe externe, se propage au cerveau où la perception se forme et est plus complète et plus distincte dans les instants suivants que dans le premier, parce que cet organe ne peut être animé, ou ne peut changer de perception instantanément, et parce qu'il y a une

plus grande quantité cérébrale d'animée dans les instants suivants. On sent bien, sans qu'on soit obligé de le dire, qu'à cause de la grande vitesse avec laquelle les mouvements nerveux se propagent, ces différences de vivacité, par rapport à la formation complète des perceptions et à leur quantité, ne peuvent s'entendre qu'entre des instants extrèmement petits. On sent de plus, que ces différences de vivacité, à cause des temps, communes aux animations mentales et aux physiques, dépendent de la plus ou moins grande quantité cérébrale qui est animée dans chaque composante ou partielle, quand elle arrive successivement ou simultanément dans une composée ou totale.

221. Il suit de là (218, 220), que, si dans une animation totale successive, la somme des instants pendant lesquels se forme chacune des particelles, était égale au temps de la même totale, mais simultanée, et dont la perception serait confuse ou obscure, la perception de la totale successive le serait également. De même, si dans deux animations totales le nombre des partielles successives de l'une, était à celui des partielles simultanées de l'autre, comme le temps de celle-ci à la somme des temps de

celle-là, les perceptions seraient également confuses ou obscures. D'où il suit que, dans les totales simultanées, d'une égale durée, l'obscurité ou la confusion des perceptions est en raison du nombre des partielles.

222. Dans les totales successives, d'une égale durée, les perceptions sont ou peuvent être distinctes, en raison inverse de leur nombre ; et elles sont confuses, en raison directe de ce nombre. En faisant varier leur durée avec le nombre de leurs partielles, les perceptions, tant dans les totales simultanées que dans les successives, seraient claires ou distinctes en raison directe des instants qu'elles ont chacune pour leur formation, et en raison inverse du nombre des partielles, etc. Il en est de même des composées (219).

On peut, de la même manière que ci-dessus (221), connaître que la différence entre les perceptions composées simultanément, et les perceptions totales simultanées, entre les composées successivement, et les totales successives, etc., dépend du nombre des composantes et des partielles dans chacune respectivement, et de la vivacité, relative au temps, à la quantité animable et à l'intensité des objets ;

à quoi il faut ajouter que , tout étant égal d'ailleurs , la formation complète et distincte des perceptions , ou l'opération par laquelle on les distingue , est plus aisée dans les totales que dans les composées.

223. Des animations physiques peuvent se composer d'animations mentales, et doivent, selon la vivacité des composantes , leur nombre et le temps , suivre les mêmes rapports des composées physiques. En outre, des mentales peuvent être simplement simultanées ou successives d'animations physiques, et les unes et les autres peuvent être des partielles, ou simultanées ou successives, d'animations totales : or les différences dans ces animations et dans les perceptions de leurs propriétés, dépendent aussi de celles du temps , de leur nombre et de la quantité d'animation : ce qui sera mieux éclairci , lorsque nous examinerons ces circonstances relativement à cet état de l'organe cérébral qu'on nomme attention.

Ces vérités mécaniques serviront dans la suite à nous rendre mieux raison des phénomènes qu'on rapporte à la mémoire et à l'imagination, à la réflexion et au jugement, ainsi que des différences des déterminations volontaires en des temps différents.

224. La perception dans une mentale est ou peut être une composée de celles de l'objet et de l'organe où il a agi et où le mouvement s'effectue dans la reproduction ; de la perception de l'avoir éprouvée, plus de la différence de vivacité de la mentale avec sa physique ; elle se compose souvent, ou elle est simultanée des perceptions du temps, du lieu, et d'autres circonstances où l'on était, lorsqu'on fut animé en présence de l'objet, et de la cause qui en détermine la reproduction en son absence.

Dans ces animations, le cerveau perçoit aussi leurs rapports avec l'état de bien-être, c'est-à-dire, du plaisir ou de la peine ; car elles doivent avoir, et ont en effet les mêmes propriétés, qui ont été apperçues dans les physiques, si l'état du système n'est pas changé ; elles occasionnent aussi des altérations semblables dans les fonctions internes, et déterminent les mouvements des muscles, lorsqu'elles s'exécutent en une quantité suffisante. Or, les propriétés ou leurs perceptions, comme les déperditions du fluide et la fatigue des organes, sont et doivent être proportionnées aux différences des physiques avec les mentales.

De là il suit immédiatement que les mentales sont des mouvements qui, aux différences connues, se répètent en l'absence de leurs objets, en vertu de la même sensibilité par laquelle ces phénomènes arrivent en leur présence. Dans l'un et l'autre cas, cette faculté se manifeste par le mouvement des parties animales (73). Ce n'est, en effet, que par ce mouvement que nous appercevons la sensibilité des êtres, et que nous les jugeons animés ; et ce n'est que par la vivacité de ces mouvements, que nous jugeons du degré de leur sensibilité, que nous leur reconnaissons une âme plus ou moins élevée.

CHAPITRE X.

Des Sensations réfléchies ou *des Passions et des Desirs.*

225. **A** proprement parler, dans le sens mécanique, tous les mouvements nerveux sont réfléchis. Cette réflexion résulte de la

réaction d'un organe , en conséquence de l'action de celui-ci sur celui-là par le moyen des nerfs , et est aisée à comprendre par ce qui a été dit précédemment (18 , 77 , 80 , etc.). En effet, le mouvement, qui est immédiatement excité dans un organe des sens , en occasionne un dans le cerveau, par lequel le mouvement se réfléchit vers l'organe externe ; et lorsque, par l'action cérébrale , une petite quantité de fluide est déterminée dans cet organe , le mouvement qu'il y produit se refléchit vers le cerveau ; ce qui le prouve , c'est que , quand la mentale est très-vive , elle en impose pour une physique ; et dans celle-ci , le mouvement de l'organe externe se dirige vers l'interne (214 , 208).

On peut en dire autant d'une animation interne assez vive, et des mouvements musculaires. Comme dans l'état habituel , l'effet des impressions internes n'est pas suffisant pour se propager jusqu'au cerveau (car autrement il serait apperçu), la réflexion de ce mouvement ne s'opère pas dans cet organe, mais dans d'autres parties du système ; et, dans toute l'économie, l'une des différences des mouvements nerveux dépend des points d'où ils se réfléchissent, soit sur les mêmes points où ils sont excités , soit sur d'autres points (*k*).

Ajoutons que le mouvement est en général plus considérable dans sa réflexion , parce qu'il est augmenté de celui qu'a déterminé, dans le cerveau ou dans un autre organe , le fluide animé , dans le premier instant, de

---

(*k*) S'il était possible qu'on eût quelque doute sur la réflexion des mouvements nerveux , qu'on lise le § VI du 2ᵉ Mémoire de M. Cabanis; là il est dit que les opérations de la sensibilité se font en deux temps; dans le premier temps , la sensibilité semble refluer de la circonférence au centre par suite des impressions reçues par les extrémités sentantes, et revenir, dans le second, du centre à la circonférence par la réaction qu'exerce ce centre sur ces extrémités ; il y est dit que le point d'où part cette réaction est toujours un centre nerveux, tel que le cerveau , la moëlle épinière , les ganglions, les gros troncs de nerfs , et même leurs ramifications les plus déliées. Or ce reflux du centre à la circonférence nous désigne précisément que le fluide est réfléchi vers les points irrités par la réaction ou mouvement que ce même fluide , animé d'abord dans ces points, excite dans un centre nerveux; c'est là le mécanisme suivant lequel le fluide est déterminé à coopérer aux fonctions quelconques , très-aisé à comprendre par ses deux propriétés , et notamment par ce qui a été dit au chapitre III.

(283)

l'un vers l'autre (80, 156); et effectivement
l'animation est plus perceptible aux extrémités nerveuses (39, 169): c'est parce que
le fluide excite un mouvement dans les parties
où elles aboutissent, où il accroît leur action
habituelle, et que le mouvement nerveux se
réfléchit en conséquence avec plus de force.

226. La composition des animations varie,
suivant que leurs causes ont rapport à un
seul organe externe, ou à plusieurs; telle
est, par exemple, la sensation composée que
cause un mixte de plusieurs matières, toutes ou
colorées, ou savoureuses, ou odorantes, etc.;
et telle est, d'un autre côté, la sensation composée qu'occasionne un mixte ou un objet
tout à la fois coloré, savoureux, odorant, etc.;
en ce dernier cas, la composition se fait dans
l'organe interne; et dans l'autre cas, la sensation lui est transmise toute composée par l'un
des organes externes.

De plus, des animations de différents ordres
peuvent se composer dans le cerveau; c'est
lorsque le mouvement se communique d'un
organe à plusieurs d'où il se réfléchit au
cerveau. Par exemple, une odeur peut soulever
l'estomac, et l'animation est composée de

l'effet de cette odeur, et de celui qui résulte de l'estomac soulevé. Ceci est aisé a comprendre, en considérant que le cerveau est le foyer des mouvements nerveux (217); ainsi, que ces mouvements soient occasionnés primitivement aux extrémités des nerfs dans divers organes, ou que ces organes soient vivement mus par l'action cérébrale, excitée par une animation très-énergique, puisque ces mouvements sont différents, étant modifiés chacun par la nature particulière des organes, il n'y a pas de doute que l'animation cérébrale, qui résulte de l'action des organes externes, de la réaction des organes internes et de ceux du mouvement sur le cerveau, est une composée d'animations de différents ordres.

227. La vie est une animation; totale, si on la considère dans les divers organes; composée, si on la considère dans le système nerveux, et notamment dans l'organe cérébral. On donne le nom de sensation aux animations composantes ou partielles, et plus particulièrement aux mouvements nerveux qui s'exécutent du bout d'un nerf au cerveau, et de celui-ci vers celui-là. Mais si ce mouvement,

en raison de sa quantité et de sa durée , de la nature de l'objet , et de l'état du système , du cerveau se propage aux organes internes , d'où il se réfléchisse vers le cerveau ; ce mouvement refléchi , ou effet qui résulte de cette action et de cette réaction , est ce qu'on appelle passion , émotion , sentiment , selon les circonstances qui différencient le mouvement. Il suit de là , que les passions sont des animations qui diffèrent des sensations , en ce que la réaction de l'organe cérébral ne se fait pas seulement sur le même organe externe, mais sur d'autres qui, étant animés, réagissent à leur tour sur le cerveau ; elles en diffèrent aussi, ou par leur force, ou par leur durée , etc. Et comme il n'y a pas de passion sans un désir, j'ai cru ne devoir pas séparer ces deux objets idéologiques ; c'est ici où se manifeste avec plus de force l'influence d'un ordre de sensations sur l'autre, et des deux sur la locomotion : ce qui est aisé à expliquer par la quantité d'animation.

228. L'influence du cerveau , sur les divers organes , est relative à l'influence de ces organes sur le cerveau ; j'entends parler uniquement de celle qui s'exerce au moyen des

nerfs : aussi est-elle plus marquée dans l'ordre des animations externes que dans celui des internes.

De plus, la quantité d'animation, ou si l'on veut, la quantité d'action nécessaire pour que l'influence cérébrale puisse se porter sur tels ou tels organes, ou à tel degré, est exactement proportionnelle à la quantité d'animation par laquelle ceux-ci peuvent, au même degré, influencer le cerveau. Et comme c'est par l'interposition de cet organe que s'exerce l'influence des animations externes sur les internes, dont l'effet est une altération qui, lorsqu'elle est suffisante, est apperçue, il s'ensuit que le mouvement, qui du cerveau s'est propagé aux organes internes, se réfléchit de là vers le cerveau. Ainsi, si l'on examine que cette altération varie à proportion de la quantité de l'animation qui l'occasionne, et que le mouvement est, dans sa réflexion, augmenté de celui qui résulte de l'action excitée des organes internes, on apperçoit que les passions se forment de ces mouvements réfléchis et composés dans le sens ci-dessus (225, 226).

Nous avons dit (195), que le plaisir est plus grand lorsque l'animation externe fait augmenter à un certain point la quantité des animations internes ; il n'y a qu'à augmenter encore plus cette quantité , et on aura la joie. Effectivement , les sensations externes font-elles un peu varier les internes de leur état habituel ? Ces variations sont agréables , comme on l'observe dans le contentement , dans l'espérance , etc. Leur impriment-elles trop d'activité , ou causent-elles du spasme , quelque gêne dans leurs organes , les altérations sont désagréables , comme dans la colère , dans la grande tristesse , etc. : ce qui se conçoit aisément par ce qui a été dit sur les fonctions internes , par la loi de communication , et notamment par ce sentiment , qui du cerveau se propage à tous les nerfs , produit des mouvements dans certains organes , et fait varier ceux des autres (39).

229. Une sensation externe peut devenir générale ; elle peut plus particulièrement porter son influence sur tel ou tel autre organe interne ; de là résulte une différence dans le mouvement réfléchi ; car il doit participer du mouvement particulier à l'organe qui réagit. Mais un organe , ou un système d'organes ,

doit agir ou réagir sur le système nerveux, en raison de sa puissance ; et cette puissance est proportionnée à l'activité de sa fonction et à son importance dans l'économie. Comme tous les organes peuvent agir ou réagir sur le système, et que la puissance des uns peut varier relativement à celle des autres, chez les individus, l'action ou la réaction de tous, ou l'animation totale qui en résulte, doit éprouver des modifications, suivant que les animations partielles ou composantes s'y trouvent combinées dans des proportions différentes. A mesure donc qu'une fonction prévaut dans l'économie, elle doit modifier davantage le système ; et les passions doivent varier selon la puissance relative des organes mus , ou selon l'énergie et la nature de leurs fonctions.

230. Puisque les organes internes réagissent sur le système , et que cette réaction est relative à l'action nerveuse, et à la puissance de ces organes, les passions doivent être plus aisément excitées, à proportion que les objets sont plus puissants, que le système est plus animable, et que les organes internes sont en état de réagir avec plus de force (86). La

modification actuelle du système est relative
à l'état où se trouvent les organes internes ;
et celui-ci peut varier par l'âge, par le tempérament, et par des lésions quelconques ; elle
est relative à l'ordre des animations externes,
et cet ordre peut varier par l'instruction et
par les causes des sensations actuelles. Et
puisque la puissance des objets extérieurs est
relative à la modification actuelle du système
nerveux, celui-ci doit être disposé aux passions, en raison de son animabilité, et les
passions doivent être diversifiées et modifiées selon le concours et l'influence des causes
susdites.

D'abord, l'homme a plus de passions ; il
est aussi plus animable ; celui qui est plus
apte à l'esprit, est également plus disposé aux
passions ; et le même individu l'est plus ou
moins, dans certains moments, selon les variations de son animabilité. J'ai eu occasion de
remarquer maintes fois chez un individu, que,
quand par l'application le système se trouvait
affaibli jusqu'à un certain degré, cet individu était très-disposé à la colère ; de très-
petites contrariétés, des riens, étaient capables
de le faire entrer en fureur. Cette disposition diminuait à proportion qu'il s'appliquait

moins , sa douceur renaissait après quelques jours de repos ; et on voyait que sa disposition à l'emportement et à la douceur était alternativement occasionnée par le travail et par le repos d'esprit ; elle l'était plus promptement , et les mouvements étaient plus violents , lorsque le travail était accompagné d'un régime excitant.

En second lieu , les passions sont relatives à l'état des organes qui agissent et qui réagissent sur le système ; cet état varie selon l'âge et les affections , qui , changeant les relations du système avec les autres organes , doivent occasionner des changements dans les passions. C'est ainsi que , conformément à la loi , par l'affaiblissement de la vivacité des animations en raison de l'habitude , et par les changements qui surviènent et dans le système et dans les autres organes , l'âge fait voir des différences dans les passions. Elles varient en outre d'un individu à l'autre, selon le rapport entre les fonctions , ou le tempérament , selon l'espèce de nourriture , le genre d'instruction et l'état auquel il s'est adonné (*l*).

(*l*) On peut consulter à ce sujet les savants mémoires de M. Cabanis , qui y ont rapport.

231. Les mouvements nerveux sont excités, et les organes mus plus aisément, lorsque la substance nerveuse a une faible consistance ; mais alors ils ont une courte durée et n'augmentent pas en intensité ; et ils sont très-difficiles à déterminer, lorsque l'épuisement est considérable. Dans ce dernier état du système, les passions sont aussi très-difficiles à exciter ; elles sont faciles et durent peu dans l'autre état. En général, la facilité, la vivacité, la force et la durée des passions, comme celles des sensations, ont des rapports constants, d'un côté, à la quantité et à l'animabilité du fluide, à la mobilité et à la consistance de la substance blanche ; et de l'autre, à la mobilité, au ton, etc. des solides, et à l'état des liqueurs animales ; ce qui nous prouve, comme il a été dit, que les passions sont des animations.

De plus, il est reconnn que les passions sont des causes fréquentes de maladies nerveuses, et qu'elles peuvent aussi l'être de diverses lésions organiques ; dans le premier cas, ou la maladie consiste dans une consommation trop grande de fluide, dont la réparation n'est pas facile (62), ou il y a affection de la substance médullaire. Les passions violentes ou profondes, et celles qui durent

long-temps usent le système : aussi occasion-
nent-elles plus fréquemment ces maladies ,
et d'une manière semblable à celle dont elles
sont occasionnées par le travail forcé d'esprit.
Le système est donc animé dans les passions.
Mais tout mouvement violent dans le système
en excite un violent dans les autres organes,
et réciproquement. Lors donc que ces ébran-
lements se répètent souvent, ils peuvent être
suivis d'altérations organiques , de même que
s'ils étaient occasionnés par des causes immédiates. Ce qu'il y a de certain , c'est que l'objet
extérieur qui excite la passion , n'agit que sur
le système ; c'est que tous les organes peuvent
être remués par le mouvement du fluide , qui,
pour être général , n'a besoin que d'être énergique (77); c'est qu'il y a de ces secousses qui
s'effectuent d'une manière semblable à celle
d'une commotion électrique ; c'est que ces
mouvements extraordinaires dans les organes,
de même que ceux qui leur sont habituels,
s'exécutent en vertu de la même loi (92),
et par conséquent, parce que le fluide nerveux
y est extraordinairement déterminé dans la
passion. C'est ainsi que le cœur palpite, dans
la joie ; que ses contractions sont plus accé-
lérées et plus fortes , dans la colère ; que

l'estomac, le foie, etc., sont affectés dans la frayeur ; qu'en un mot, tel ou tel organe éprouve des changements à un degré différent, mais constamment proportionné au mouvement du fluide, primitivement excité par l'objet, et consécutivement par ces changements. Le mouvement général, dans les passions violentes, et l'abattement qui lui succède, nous prouvent que le système a souffert des pertes, et par là même qu'il a été animé.

232. Le système de la circulation est presque toujours intéressé dans les passions ; c'est parce que le nerveux l'est, et que l'un ne peut l'être sans que l'autre le soit aussitôt. La raison de ce fait, et le mécanisme suivant lequel il arrive, sont faciles à comprendre, en considérant que c'est de l'action réciproque de ces deux systèmes, que résulte immédiatement la vie qui est, par cela même, variable suivant la quantité d'action de l'un et de l'autre (103). Et comme l'effet de l'action du sang sur les bouts nerveux du cœur et des artères est, dans le système de la circulation, proportionnel à la quantité et à la qualité du sang, et à la quantité du fluide nerveux ; et comme l'effet qui résulte du mou-

vement de ces organes dans l'autre système,
et notamment dans le cerveau, est proportionnel à l'effet ci-dessus, il s'ensuit que, dans
les passions, le cerveau doit être modifié par
le mouvement artériel, selon que celui - ci
l'est par l'action ou réaction nerveuse. On
sent donc que la circulation ne peut éprouver
des altérations sans que les fonctions nerveuses
subissent des changements analogues, et réciproquement.

En effet, le mouvement de constriction et
de dilatation du cœur et des canaux artériels
éprouve, dans les passions, des variations qui
dépendent visiblement de l'influence nerveuse,
et doivent être relatives à la quantité, à la
vitesse et à la régularité, ou manière quelle
qu'elle soit, avec lesquelles le fluide nerveux
y est déterminé. Par exemple, dans la joie
et dans la vive espérance, ces canaux sont
plus développés, la circulation est libre,
ample et modérément accélérée ; dans la
tristesse, leur calibre semble diminué, et la
circulation languit. Dans la fureur, la pâleur
de la face est l'effet d'une constriction forte
et prolongée des petites artères, occasionnée
par le fluide nerveux qui s'y porte en très-
grande quantité, le cerveau étant dans cette

passion fortement mu ; dans la peur ou la frayeur, au contraire, ce signe extérieur dépend ou peut dépendre de ce que le fluide nerveux ne concourt pas à leur mouvement. Dans la colère, la rougeur de la face dépend à la fois et du mouvement nerveux par lequel le fluide est déterminé en plus grande quantité vers le système sanguin, et de la force et de la vitesse qu'acquiert en conséquence la circulation ; dans la honte, elle est occasionnée par le même fluide qui, par suite de l'impression fâcheuse afflue du cerveau au visage, et anime plus vivement ses petites artères ; si cependant on est très-sensible, cet effet ne se borne pas à la face, il s'étend à tout le corps, et on éprouve une sensation générale de chaleur. Si l'on voulait examiner en détail tous les effets des passions, on reconnaîtrait aisément que, dans les divers organes, comme dans le système de la circulation, ils dépendent des mouvements du système nerveux par lesquels le fluide est, ou déterminé en quantité extraordinaire dans tout le corps ou dans quelqu'une de ses parties, ou est empêché de s'y porter ; et cela, d'une manière et pendant un temps qui varient selon l'état du système et des autres organes, et

selon la nature et l'intensité des causes d'animations.

233. Les passions, quelles qu'elles soient,
sont autant de variations qui arrivent dans les
fonctions qui, toutes ensemble et à un degré
déterminé, constituent un certain état de la
vie. En général, ces variations sont occasionnées, soit par un surcroît d'action des causes
habituelles et par d'autres causes quelconques,
ou par la faiblesse des premières et le manque
des dernières ; soit par un surcroît d'activité
du système nerveux, ou par sa faiblesse ; et
elles ne doivent pas être toutes comprises sous
le nom de passion, à moins qu'on ne veuille
donner une grande extension au sens de ce
mot, qui pour lors, conviendrait également
bien à tous les phénomènes, tant idéologiques
que physiologiques et pathologiques ; car tous
arrivent en vertu de la même loi (92, 58).
Il est, en effet, de ces derniers phénomènes
qui, soit par eux-mêmes, soit par quelqu'un
de leurs signes, ressemblent aux passions ou
aux signes par lesquels elles se manifestent.
Par exemple, dans la joie et dans la colère,
comme dans certaines affections maladives,
dans le vin même, pris à une certaine quan-

tité, la circulation est forte, accélérée plus ou moins, le visage est enluminé, il se fait un dégagement plus considérable de chaleur, etc. Mais cela dépend, ou d'un accroissement de puissance que le sang exerce sur le cœur et les artères, par conséquent, sur la quantité animable de ces organes, ou d'un accroissement de cette quantité, en conséquence d'un mouvement nerveux. Il est à remarquer que cette dernière circonstance influe plus que la première sur la formation des passions, mais que seule elle ne produit pas des effets qui les caractérisent. C'est ainsi que les palpitations du cœur, qui peuvent être occasionnées par une cause locale et par une sensibilité irrégulière de ses nerfs, ne font partie des mouvements qui constituent une passion, que lorsqu'elles dépendent d'une plus grande quantité de fluide nerveux déterminée vers cet organe par le mouvement qu'excite l'objet de la passion; ou si l'on veut, lorsqu'elles suivent et accompagnent la sensation externe, ou sa reproduction en l'absence de l'objet. C'est ainsi que le feu, ou la rougeur du visage occasionnée par des mouvements nerveux dans certaines affections du système, par une irritation locale, par des boissons spiritueuses, etc., ne

fait pas partie ou n'est pas le signe d'une passion comme elle l'est dans la honte, la pudeur,
la colère.

234. Il résulte de ce qui précède, que les
passions se forment toutes les fois que les fonctions habituelles varient d'une manière très-
sensible, soit par des causes immédiatement
ment appliquées aux organes externes ou au
cerveau, soit par des causes qui agissent dans
d'autres organes, où les altérations qu'elles
produisent doivent non seulement être analogues à celles qui leur arrivent dans les passions, mais s'étendre en outre à l'organe cérébral, et influer par là sur l'ordre des animations externes. Ainsi, si les organes internes
étaient primitivement affectés de la même manière et au même degré qu'ils le sont dans une
passion quand elle est excitée par un objet
externe, ces organes pourraient reproduire
la même passion ; car, l'affection d'un organe
cause une animation qui modifie l'animation
totale en raison de son intensité, de la nature
et de l'importance de la fonction lésée.

En effet, un organe peut souffrir un changement, ou par une cause immédiate, ou par
une cause qui agit sur le système nerveux.

(299)

C'est ainsi que l'organe viril entre en action
à la vue d'un objet ou par la force de l'imagination, et par un chatouillement que le seul
contact de l'objet y excite ; c'est ainsi que certaines odeurs ou certaines saveurs soulèvent
l'estomac, de même que l'action immédiate de
certaines substances ; et c'est ainsi que l'impression reçue par un organe externe, se fait
ressentir dans un ou plusieurs autres, par la
médiation ou réaction du cerveau : aussi per-
çoit-il les mouvements dans les organes où ils
sont excités, et dans ceux auxquels ils vont se
communiquer (169), parce qu'ils y occasionnent des changements par lesquels le mouvement nerveux est augmenté dans sa réflexion
vers le cerveau. Ces mouvements, de quelque
manière qu'ils soient déterminés, sont apperçus toutes les fois qu'ils s'exécutent en quantité suffisante (170, 228); et puisque le cerveau les perçoit avec leurs causes, il n'y a
point de doute qu'il ne soit animé dans les passions ; il l'est même au point que, quand une
passion est extrêmement vive, il est incapable
de raisonner.

235. Les passions sont excitées et modifiées
par des causes morales ; elles le sont par des

causes physiques ; et certaines substances, telles
que le vin , les liqueurs spiritueuses, les excitants des desirs vénériens ou quelconques, dis-
posent aux passions. Dans le fait, les modifications qu'apportent ces agents concourent à
leur formation ; il ne faut alors que des causes
qui les excitent. Le vin, par exemple, dispose
à la joie et à la colère, et ces deux passions
ont chacune leur objet. Il est agréable, comme
nous l'avons vu, de faire augmenter modérément l'activi é ordinaire des fonctions internes ;
cette variation, qui se manifeste par la gaîté, est
occasionnée par le vin, parce qu'il anime le
système par le goût et par les nerfs de l'estomac , et parce qu'il influence la circulation
qui, à son tour, influence les fonctions nerveuses.

Il est de fait que les sensations externes et
les idées , comme les passions ou les mouvements qui les constituent sont plus faciles à
exciter, et plus vifs ou plus forts lorsque l'action de leurs objets se combine avec celle des
excitants pris intérieurement ; et que, sans le
secours de ces derniers , les objets extérieurs
seraient sinon insuffisants pour occasionner une
passion, du moins pour l'exciter au même degré.
Il est également de fait que , quand on se trouve

dans un état pénible , par une suite non interrompue de contrariétés physiques ou morales , la moindre contrariété qui survient alors est une cause additionnée aux autres ; elle est apperçue comme un obstacle au desir de sortir de cet état , et est suffisante pour faire entrer en colère ; au contraire , quand l'abattement a succédé à eet état long-temps continué , des causes puissantes à peine peuvent-elles faire une légère impression. Et d'un autre côté , quand on est dans le contentement , dans la prospérité , la joie est aisée à exciter , et les impressions désagréables n'ont presque pas de force. Or, tout cela nous fait voir pourquoi les passions sont plus aisées et plus vives dans certaines circonstances , et de plus qu'elles sont des animations ; l'effet même que produit le vin , pris en quantité excessive , ne laisse aucun doute sur ce dernier objet ; car alors , l'organe cérébral en est accablé , ses fonctions languissent , et les passions aussi bien que les sensations , en éprouvent des modifications analogues à l'état de cet organe , par conséquent à celui de tout le système , ou elles ne peuvent point se former.

236. Quel que soit donc l'état des organes

internes et celui des agents qui concourent à leurs fonctions, il me semble qu'à eux seuls ils ne constituent point les passions, mais qu'ils coopèrent puissamment ou à les faire naître, ou à les reproduire, à les faire durer, à les augmenter ou à les affaiblir, à faire même que ce soit telle passion plutôt que telle autre, puisqu'ils agissent sur le système, et doivent y déterminer des modifications correspondantes à leur état ; ils sont le siége, non pas des passions, mais des causes qui concourent aux mouvements nerveux qui les constituent. Les passions sont des variations qui arrivent à l'état de bien-être, en conséquence ou de l'action de causes externes ou de leur privation, mais l'une ou l'autre fortement sentie, ou sentie long-temps. Lorsqu'en effet, ces causes animent le système de manière à faire varier à un certain point la quantité et l'ordre suivant lesquels le fluide concourt aux fonctions des parties animales, dans l'état ordinaire, elles déterminent dans ces parties des changements qui, avec les animations qui les produisent et qui en résultent, forment les passions ; ainsi, ces changements sont le produit immédiat du fluide qui, par suite du mouvement imprimé, est déterminé en quantité extraordinaire, ou dans tous les organes , ou dans quelques-uns d'eux , et manque en conséquence de se porter dans les autres. Dans l'autre cas , je veux dire dans les variations qui proviènent du défaut de causes, puisqu'elles n'agissent pas actuellement , et que leur privation est sentie vivement ou long-temps , il n'y a point de doute que le système ne soit animé , et que ses mouvements ne s'exécutent que par son action , et notamment par celle de l'organe cérébral, ce qui est un peu plus fatigant, et peut contribuer à la peine qu'on ressent d'une privation (185, 193). Il suit que la nature des causes est une des circonstances qui différencient les passions des affections analogues qui appartiènent plutôt à la pathologie. Dans tous les cas, les effets s'exécutent, il est vrai, en vertu de la même loi (92), mais avec cette différence que, dans la passion, le fluide nerveux, par suite de l'action ou réaction du système sur tels ou tels organes, y concourt plus que la cause; tandis que, dans l'affection correspondante, c'est la cause qui y coopère plus que le fluide : une preuve de cela peut se trouver dans la différence de temps pendant lequel peuvent durer ces deux affections, l'une et l'autre également violentes, tout le reste étant d'ailleurs égal ; cette différence dépend de ce que, dans la passion, le mouvement des organes est augmenté par le fluide nerveux qui, pour cela, éprouve une grande déperdition ; et, dans l'autre affection, son intensité est plutôt due à la force de la cause morbifique, force qui peut se conserver plus long-temps la même. Une autre preuve est que les mêmes causes n'excitent pas toujours les mêmes passions, ou ne les excitent pas au même degré ; et cela dépend de la variabilité de la quantité animable.

237. Puisque la passion est une animation, il doit y avoir un certain rapport entre sa quantité et la quantité de l'animation totale habituelle ; et comme le plaisir, la douleur et l'ennui dépendent de certaine quantité d'animation, la passion, suivant sa quantité, doit être gaie, agréable, triste ou désagréable ; ce qui le prouve, c'est qu'on donne le nom de joie et de tristesse au plaisir et à la peine, quand ils résultent d'animations qui ont une certaine intensité et une certaine durée, et dans lesquelles les trois ordres, ou du moins ceux des externes et des internes, y sont intéressés ; c'est qu'il y a la même différence

entre la passion gaie et la passion chagrine, qu'entre la sensation agréable et la sensation désagréable ; c'est que la joie a les mêmes rapports de quantité avec la colère ou la fureur d'un côté, et avec la tristesse de l'autre, qu'en a le plaisir avec la douleur et l'ennui, qu'en a l'état heureux avec celui de grande souffrance et celui de langueur.

De plus, les passions, comme les sensations, peuvent être vives, violentes et de courte durée, ou faibles et plus durables ; c'est selon ces circonstances, et selon la nature et la composition des perceptions, qu'on leur donne tel ou tel autre nom ; et, quelles qu'elles soient, elles ne sont qu'autant de variations que leurs causes apportent dans la vie (234, 236), par conséquent dans les fonctions qui l'intègrent, et dans les passions, elle prend de la force, ou elle s'affaiblit conformément à la loi (58, 92).

238. Dès que le besoin est senti (184, 185), le desir se forme ; il peut, comme le besoin, comme le plaisir et la peine, être considéré selon les variations de l'état de bien-être, et distingué en genres et en espèces comme les sensations ; car le desir naît d'une perception composée, puisqu'elle renferme une différence

I.

20

apperçue : or, cette différence peut se trouver entre l'état actuel et un autre passé, ou entre une de ses sensations composantes et une autre éprouvée.

On peut remarquer que souvent le besoin, la passion et le desir se confondent ou se compliquent. Le besoin est toujours accompagné de desir, puisque ce dernier naît du besoin et dure autant que lui ; et il ne faut au desir que d'être vif, ou de se prolonger assez long-temps, pour qu'avec sa cause, je veux dire, la sensation de besoin, il soit une passion. C'est ainsi que le besoin vénérien, avec le desir de le satisfaire, devient passion, si l'un et l'autre sont sentis fortement ou long-temps ; les obstacles à l'accomplissement de ce desir faisant durer le besoin et l'augmentant, influent, comme on le sait, sur l'énergie et la persistance de l'amour, dans lequel on peut alors distinguer deux besoins, l'un physique, l'autre idéal. Nous avons dit que la passion en général est une animation composée et réfléchie dans le sens mécanique (227, 228). Le desir est une tendance qui résulte d'une animation composée et réfléchie, mais dans le sens idéologique : de là il suit que la passion est une sensation compliquée, puisqu'elle renferme le desir.

239. Le desir est la tendance à opérer un changement dans son état, en conséquence d'une différence apperçue avec le meilleur état connu. L'homme est constamment animé du desir de jouir beaucoup et long-temps; il a une tendance permanente à se procurer le plus grand bonheur et le plus durable, tendance qui malheureusement ne dépasse que trop souvent les bornes de ses moyens et de sa capacité, et va même jusqu'à lui faire négliger les agréments de la vie pour un bonheur futur, tout à la fois suprême, invariable et éternel; en se transformant ainsi en une avidité démesurée, folle si l'on veut, elle nous fait voir par quels moyens il est possible de rendre l'homme religieux : revenons à notre objet. Soit que l'homme veuille affaiblir, soit qu'il veuille augmenter la quantité de l'animation totale actuelle, ou changer quelqu'une de ses partielles externes, qui, même par sa prolongation, peut lui devenir désagréable, c'est uniquement pour se rendre heureux ; et pour cela, il est nécessaire qu'il cherche ou qu'il évite l'une des deux circonstances de la loi (16): d'où l'on voit pourquoi son desir permanent donne nécessairement lieu aux desirs des moyens pour l'accomplir. En effet, on de-

sire d'abord sortir de l'état de souffrance ou
de malaise , dès qu'on l'éprouve ; et ce desir
de changer d'état fait naître celui des causes
qui peuvent y coopérer ; car , pour passer
d'un état à l'autre, il est nécessaire de changer
la quantité de l'animation actuelle ; et dès
qu'on connaît que tel objet peut faire changer
l'état de faiblesse ou de douleur en celui de
bien-être , et que tel autre objet peut faire
changer ce dernier état en celui de douleur
ou d'ennui , l'on desire la présence de l'un ,
on desire éviter la présence de l'autre ; on est
incliné vers le premier , et on est repoussé par
l'autre. Ces deux desirs , ou les deux actions
qui les suivent , ont une direction opposée
l'une à l'autre ; c'est aussi à cause de cette
différence , qu'on donne plus spécialement au
premier le nom de desir , et au dernier celui
d'aversion.

240. Le plaisir résulte d'une certaine quantité d'animation physique ou mentale ; cette
dernière est moins vive que la physique ; et
nous avons vu que cette différence est ou peut
être apperçue dans une mentale (224). De
plus , une mentale fait partie des animations
qui toutes ensemble forment l'état actuel du

système ; il y a un rapport entre elle et cet état , et entre celui-ci et l'état heureux. Le bonheur est en raison des animations agréables , et celles-ci en raison de leur vivacité ou du plaisir qu'on perçoit ; et puisque le plaisir est plus vif dans les animations physiques , et qu'en présence des objets l'homme penche plus vers celui qui peut lui causer un plus grand plaisir , dans les mentales il doit être sollicité aux animations physiques , à se mettre par conséquent en présence de leurs objets.

Il suit de là qu'un desir résulte de la perception composée de celles d'une animation mentale ou de son objet, de l'état actuel , et de la différence de l'animation physique avec la mentale ; c'est en effet en raison de cette différence , et de celle entre l'état actuel et celui où l'on était dans l'animation physique , qu'on est sollicité à l'action de se procurer la jouissance de l'objet.

Il en résulte qu'il n'y a pas lieu à desirer , lorsque la mentale est aussi vive que la physique (214 , 215) ; et effectivement, quand la mentale est assez vive pour se croire en présence de son objet, on jouit comme s'il agissait de nouveau ; alors aussi , ou il n'y a pas lieu à réflexion , pour s'appercevoir qu'il est absent, ou l'on apperçoit qu'il ne produirait pas un plus grand effet, un plus grand plaisir, s'il était présent. On sait d'ailleurs que l'imagination peut suppléer au défaut de certains plaisirs physiques ; je dis certains plaisirs, parce qu'elle ne peut complètement suppléer à ceux que causent les objets qui ont un double usage dans l'économie animale (102).

241. Lorsqu'on jouit beaucoup actuellement, on est, il est vrai, animé d'un desir, mais c'est de celui de jouir long-temps ; et réciproquement, lorsqu'on jouit ou qu'on est assuré de jouir long-temps, on desire jouir beaucoup. De là on voit que le desir permanent, soit qu'il se borne à l'intensité ou à la durée de jouissance, soit qu'il les renferme toutes les deux, ne finit qu'avec la vie ; mais que les desirs particuliers et variés finissent avec la jouissance des objets, dès qu'ils sont accomplis. Il y a plus ; c'est que ces derniers naissent et finissent, sont modifiés et limités, suivant l'abondance et la consommation du fluide nerveux, et suivant l'état de tout le corps, je veux dire, suivant les deux circonstances de la loi (92, 86, 87). Ce sont aussi ces mêmes causes, variables suivant les différents âges,

qui font naître de nouveaux desirs , qui les changent et les modifient dans les diverses époques de la vie.

242. En général , l'abondance ou le défaut de certaine quantité de fluide nerveux engendre le desir du mouvement ou du repos , soit des muscles , soit du cerveau et des organes des sens , soit des organes de la digestion , suivant que cette abondance ou ce défaut se fait sentir dans telle ou dans telle autre partie du système. Lorsque, conformément aux phénomènes de la vie, l'état de bien-être vient à varier par la quantité du fluide nerveux , il y a , ou besoin par excès de fluide qui donne lieu au desir du mouvement , ou besoin par défaut qui fait naître le desir du repos (184, 185 , 238). Il peut également varier, ainsi que nous l'avons vu, par les causes des animations; on sent que l'excès et le défaut, soit de fluide, soit de causes, dérangeant l'état où l'homme se plaît, donnent lieu au desir, c'est-à-dire, à la tendance à se remettre dans le même état. Mais on s'attache à une jouissance avec la même force qui a causé le desir ; dans l'état heureux , il y a donc une volonté ou cause qui retient et attache l'homme

à cet état, et par lui aux objets de plaisir :
or, pendant la vie entière, l'homme jouit,
souffre ou s'ennuie, et desirant dans toutes
ces trois manières d'être, il desire toute
sa vie. Il en résulte qu'il est constamment
animé du desir d'être heureux, et que les desirs quelconques naissant des variations qui arrivent dans son état, ne sont qu'autant de variations du desir constant qui doit nécessairement changer d'objets, d'après les modifications qui surviènent à l'état heureux. La
force, en effet, qui sollicite l'homme à se sous-
traire à la douleur et à l'ennui, est la même
que celle qui le retient au plaisir, la même
que celle qui le détermine à desirer ; mais les
plaisirs sont bornés par les lois des animations,
et quoique leurs objets puissent encore agir,
et que l'homme soit toujours enclin au plaisir,
le desir d'être heureux, toujours le même à
son égard, s'affaiblit ou se change en aversion
relativement à ces objets. Il a été dit plus
haut (238, 239), que les desirs proprement
dits supposent une différence apperçue ; cette
condition, comme nous venons de le voir,
n'est pas nécessaire pour le desir permanent ;
et si, dans la jouissance, il y a une différence
apperçue, c'est celle de cet état avec l'état

passé ou prévu d'ennui ou de souffrance ; jouissance qui est d'autant plus sentie , que cette différence est plus grande.

On peut donc se former une idée simple et générale de ces phénomènes , en les envisageant sous le rapport de la quantité du mouvement nerveux , et relativement aux deux circonstances qui l'occasionnent. Lorsque la quantité actuelle de ce mouvement est celle dans laquelle on éprouve du bien-être , l'homme jouit. Vient-elle à s'altérer , l'homme sent aussitôt le besoin par excès ou par défaut ; de là la tendance à se rétablir dans le même état de cette volonté qui l'attachait à la jouissance ; de là aussi le desir des moyens par lesquels il croit pouvoir changer le mal-être en bien-être. L'altération de cet état est-elle considérable ; le besoin , par conséquent le desir , est vif. Est-elle persistante, le besoin ou le desir l'est également ; et pour qu'il le soit, il suffit qu'à l'intensité du besoin , réel ou imaginaire , se joigne la difficulté d'accomplir le desir auquel on donne le nom de passion ; car la passion diffère de la sensation qu'on éprouve ou qu'on desire éprouver , par la quantité et la durée de l'animation (237) ; et les passions diffèrent entre elles par la quantité et la durée d'animation, et par les causes avec lesquelles on croît le mieux ou uniquement pouvoir atteindre au bonheur, objet de la passion primitive, source de toutes les passions. Mais il n'est pas toujours nécessaire que le besoin se fasse sentir actuellement, pour qu'il y ait un desir ; l'homme est prévoyant ; la prévoyance est une cause fréquente de desirs, et influe sur l'énergie ou sur la durée de certaines passions ; et jointe au degré d'animabilité par lequel l'homme se distingue des autres espèces animales, elle contribue à ce qu'il ait plus de passions.

243. Un desir peut être d'une vivacité et d'une durée différentes ; sa vivacité est relative à la disproportion entre la quantité animable et la force des causes d'animation, je veux dire, à l'abondance du fluide et à la faiblesse de ces causes, ou à leur force excessive et à l'affaiblissement du système ; et la durée d'un desir est relative à son intensité et au temps qu'il faut pour qu'il soit accompli, ou pour que de la tendance on passe à l'acte de jouir.

Mais puisque le desir est en raison de la différence variable entre l'état actuel et celui de bien-être, proportionnel par conséquent au rapport de l'animation physique ou de son objet

avec cet état, il arrive que dans certaines circonstances on desire plus vivement les mêmes
choses que dans certaines autres. De plus, les
animations physiques varient d'intensité ; dans
les mentales agréables, l'homme est sollicité à
les rendre physiques, parce que ces dernières
sont plus vives, et qu'ainsi son bien-être en
est accru ; et la vivacité des mentales étant proportionnelle à celle des physiques (212), le
desir est en raison composée des différences
apperçues entre les quantités ou les vivacités
des animations, par conséquent entre leurs
objets et entre l'état actuel et celui vers lequel
on penche. C'est ainsi que, dans les mêmes
circonstances, on desire certaines choses préférablement à d'autres, soit parce qu'elles seules
peuvent changer l'état actuel en celui de bien-
être, soit parce qu'elles peuvent déterminer
un plus grand bien-être, et que, dans un certain état, on desire plus vivement la même
chose.

Concluons qu'un desir résulte de la composition des animations, dont l'une est physique,
celle de l'état actuel, ou l'une des animations
internes ou externes qui le composent; et l'autre
est mentale, celle d'un état éprouvé ou cru
meilleur, ou celle d'une cause ou de l'effet

qu'elle peut produire , et de la perception de la différence susdite : c'est la tendance que cause la sensation d'un besoin quelconque vers l'objet propre à le satisfaire.

244. Pour voir maintenant combien est simple la manière dont on peut concevoir ces faits idéologiques , à l'aide des lois mécaniques , nous allons résumer en peu de mots l'objet de ce chapitre.

Une animation arrive en vertu de la loi (16) ; sa quantité varie suivant l'une ou l'autre de ses deux circonstances (58 , 92) ; et en raison de cette quantité , l'animation est partielle ou générale , agréable ou désagréable. L'animation est déterminée dans un organe , ou par l'application immédiate d'une cause , ou par un mouvement nerveux excité dans le cerveau. Les organes agissent et réagissent les uns sur les autres ; l'animation qui résulte de cette action ou de cette réaction sur le cerveau , doit être analogue au mode d'action des organes ; et sa quantité et sa durée doivent être relatives , non seulement à la force et à la durée des causes qui l'excitent et à la quantité animable , mais aussi à l'état des organes qui agissent ou réagissent sur le cerveau. Dans la réaction , le mouvement nerveux est réfléchi ; et puisqu'il est modifié, et même augmenté par l'organe qui réagit, lorsque la quantité d'animation est considérable, et que le mouvement s'étend du cerveau à tout le système, ce mouvement se réfléchit des divers organes sur le cerveau, et là il est composé des mouvements modifiés chacun par la nature particulière de ces organes.

En outre, il n'est point indifférent à l'homme d'être animé d'une manière et à un degré quels qu'ils soient; si l'on supposait que son premier état fût celui où la quantité d'animation totale n'est ni trop faible ni excessive, et qu'elle continuât à s'exécuter uniformément, la perception serait dans tous ses instants la même, et étant supposée la première, l'organe ne saurait en avoir d'autres : l'homme jouirait, et voilà tout. Mais cet état est variable ; et dès qu'il varie, l'homme apperçoit le changement qui est survenu, et dans toutes ses animations successives il est animé du desir, soit de changer de manière d'être si l'animation est désagréable, puisqu'il en connaît une meilleure, soit de continuer sa manière d'être actuelle, ou de la rendre encore plus agréable, sachant qu'il est possible qu'elle cesse, ou qu'une plus agréable puisse lui succéder.

Des animations perçues dans leurs relations de quantité et de qualité, avec les différents états et les différentes parties du système, résultent les tendances à opérer des changements dans leur quantité ou dans leur qualité, et les desirs sont et doivent être proportionnels aux quantités d'animation, ou à la différence entre ces quantités et celles qu'on voudrait déterminer dans le système; et selon leur intensité, leur durée, les causes et le temps pendant lequel elles peuvent occasionner du plaisir ou de la peine, et selon les circonstances qui s'y joignent, on leur donne le nom de telle ou telle passion.

Les passions sont des animations auxquelles se joint constamment un desir; ce sont des mouvements réfléchis et composés plus ou moins, dont les différences se tirent des causes, de l'animabilité, des organes mus ou qui réagissent, et de la quantité et de la durée du mouvement ; ce sont à la fois et les desirs et les causes qui les font naître immédiatement, je veux dire les animations ; à quoi il faut ajouter la condition d'une certaine intensité ou d'une certaine durée, par laquelle on les différencie et des sensations et des desirs proprement dits.

Tout ce qui favorise le desir permanent est

agréable, et ce qui peut, ou ce qu'on croit
pouvoir le favoriser, est ou peut être un objet
de desir ; au contraire, tout ce qui s'oppose à
cette tendance est pénible, et ce qu'on croit
capable de la contrarier est un objet d'aversion ;
car c'est parce qu'on penche au plaisir qu'on
desire l'objet qui peut le produire, et qu'on a
de l'aversion pour l'objet qui occasionnerait de
la peine. Mais des obstacles peuvent s'opposer
aux desirs, et de cette résistance résultent des
passions qui varient suivant la nature et la force,
et du desir et de l'obstacle, ou suivant l'excès
de l'un sur l'autre ; à quoi l'on doit ajouter la
confiance ou la défiance de ses propres forces
pour vaincre la résistance. C'est ainsi que la
colère ou la fureur est excitée par une cause
qui s'oppose à la tendance permanente, en dérangeant puissamment la manière d'être actuelle ; la quantité d'animation y est excessive,
et l'aversion, proportionnelle à la quantité de
l'animation pénible, doit être violente ; c'est
aussi en raison de cette quantité, en raison de
la violence du desir, qu'on s'emporte, qu'on
agit ou qu'on voudrait agir contre l'objet qui
nous a offensés ; car l'action suivrait immédiatement ce desir, si l'on avait confiance dans
ses forces, et si, d'un autre côté, ou n'était

pas retenu par la crainte du mal qui résulterait de l'action pour soi. Dans la haine, le desir de nuire à l'objet haï est caché et plus durable; les obstacles à ce desir ont plus de force que dans la colère, l'animation n'étant pas au même degré de violence; et si à la faiblesse de ses forces se joignait une résistance invincible à sa tendance, on aurait l'accablement, ou la tristesse unie à l'aversion. Les mêmes passions sont modifiées différemment par les causes internes et externes; et, quelles qu'elles soient, elles sont toutes autant de variations des fonctions, dans lesquelles le système nerveux y contribue plus que les causes de ces fonctions. Ainsi, il est bien évident que c'est dans la double propriété du fluide nerveux (18), dans sa quantité relative, et dans cette loi que la force des causes doit être en raison inverse de la quantité animable, qu'on trouve la raison du plaisir, de la douleur et de l'ennui, du besoin, du desir, de la passion, enfin de l'activité en général de toutes les fonctions.

Je prie le lecteur d'être indulgent sur la longueur donnée à cet objet, à cause de sa grande importance dans les sciences morales.

Il est aisé de remarquer que nous n'avons

fait, dans cette section, que considérer, suivant un très-petit nombre de lois mécaniques,
tous les phénomènes compris dans les deux
classes de fonctions ; mais qui suffit pour nous
préparer à envisager, de la manière la plus
simple, les fonctions cérébrales relatives à
l'intelligence et à la volonté, qui font l'objet
de la section suivante.

FIN DE LA PREMIÈRE PARTIE.

(322)

TABLE

DES CHAPITRES

Contenus dans cette première Partie.

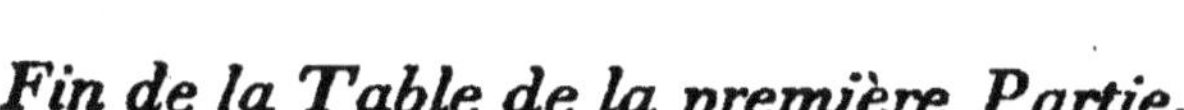

Fin de la Table de la première Partie.